Kitchen

厨房里有
"药"方

U0376232

轻松调养好
你的脾胃

主编｜卢传坚 郭洁

人民卫生出版社
·北 京·

图书在版编目（CIP）数据

厨房里有"药"方 / 卢传坚，郭洁主编. — 北京：
人民卫生出版社，2023.10
ISBN 978-7-117-35141-6

Ⅰ.①厨… Ⅱ.①卢… ②郭… Ⅲ.①食物疗法
Ⅳ.①R247.1

中国国家版本馆 CIP 数据核字（2023）第 147579 号

人卫智网	www.ipmph.com	医学教育、学术、考试、健康， 购书智慧智能综合服务平台
人卫官网	www.pmph.com	人卫官方资讯发布平台

厨房里有"药"方
Chufang li You "Yao" fang

主　　编：卢传坚　郭　洁
出版发行：人民卫生出版社（中继线 010-59780011）
地　　址：北京市朝阳区潘家园南里 19 号
邮　　编：100021
E - mail：pmph @ pmph.com
购书热线：010-59787592　010-59787584　010-65264830
印　　刷：北京华联印刷有限公司
经　　销：新华书店
开　　本：889×1194　1/32　印张：7.5
字　　数：175 千字
版　　次：2023 年 10 月第 1 版
印　　次：2023 年 10 月第 1 次印刷
标准书号：ISBN 978-7-117-35141-6
定　　价：59.80 元

打击盗版举报电话：010-59787491　E-mail：WQ @ pmph.com
质量问题联系电话：010-59787234　E-mail：zhiliang @ pmph.com
数字融合服务电话：4001118166　E-mail：zengzhi @ pmph.com

厨房里有"药"方

主　编　卢传坚　郭　洁

副主编　谢秀丽　邓　浩

编　委　（排名不分先后）

宋莉萍　庄映格　官科汶

卢悦明　张靓雯　曾梦芸

刘　佳　李蕴淇　黎　妍

总序

　　2023 年是广东省中医院建院 90 周年。作为中国近代史上历史最为悠久的中医医院，广东省中医院自 1933 年建院初期，就以振兴、发展中医药事业和为人民群众提供优质的中医药健康服务为己任，一代代广东省中医院人赓续"上医医国先觉觉民"的红色基因，砥砺奋进，勇毅前行。

　　90 年筚路蓝缕，90 年初心弥坚。长期以来，我们始终高度重视中医药文化弘扬和健康科普传播工作，以人民群众健康需求为导向，充分发挥名院、名科、名医、名药等优势资源，不断创新载体，注重医媒融合，为人民群众生命健康全周期保驾护航，为健康中国建设贡献力量！

　　值此医院 90 华诞之际，在上级主管部门的指导下，在人民卫生出版社的大力支持下，我们组织编写这套"献给大家的健康书系列"，作为送给大家的一份特殊的礼物。

这套丛书由医院呼吸科、妇科、脾胃病科、治未病中心、骨伤科、耳鼻喉头颈科、心理睡眠科及脑病科等多个国家级重点专科的团队精耕细作而成，联袂为大家奉上一套健康大餐。在这里，您可以学习国医大师邓铁涛老先生的百岁养生法，可以了解厨房里的膳食养生智慧，还可以了解什么是"正确"的呼吸、如何保护我们"脆弱"的颈椎、怎样睡得更好……希望这套丛书能够成为您健康的"加油站"。

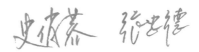

2023 年 9 月

家有厨房，遇事不忙。

随着时代的更替，年青一代似乎在逐渐失去祖辈自我调养的本领。在以前，就算是不识字的老奶奶，也都熟知日常食物的寒热之性，手里也总会捏着几个食疗的"小偏方"，当家人有点小病小痛，如伤风感冒或是消化不良的时候，这些土法子就能派上用场。

年青一代可能会嫌弃这些土法子不科学、没道理，但其中有不少都是行之有效的方法，是劳动人民智慧的结晶。虽然老百姓可能用而不自知，但大多数食疗方都应用了中医药的药性原理，发挥了治病的效果。

有趣的是，据说中药的源头也在厨房里。最早期的大夫可能因为在厨房里接触了众多的食材，逐渐发现了它们的治疗作用，能够配成一些简单的小方子。这些方子长年积累和流传，被后世的医生们采纳及改进，最终形成了中医典籍里的经典方药。

直到今天，日常食材也依旧是中医治病的重要武器。历代古籍里详细记载了不少日常或应急用的食疗方，如生吃萝卜止鼻血等，可见食物的作用之大。

可惜的是，这些唾手可得的"药"，在现代却没有被充分地利用起来。人们习惯第一时间到药店里寻找各种药，却不知道在厨房里很可能就放着现成的"药"呢！只需要掌握一点基本的中医药知识，再做一些组合，就能够很有效地解决生活中许多"似病非病"的亚健康小问题。

几年前，应《中国家庭医生》杂志的邀请，我们开启了"厨房调养记"的科普栏目。之所以起了这个名字，也是希望读者们可以充分利用手边的各种食材，调养好自己和家人的身体。连载开启后，得到了广大读者的喜爱，不知不觉间便进入了第三个年头。恰逢广东省中医院建院 90 周年，我们将 3 年来刊载的文稿集合修整，编写了《厨房里有"药"方》一书，作为献给医院 90 周年庆典的礼物。

同时，这也是一份献给崇尚健康新时代人群的礼物。通过本书，我们希望能够让传统的中医药知识回归到日常生活中来；希望读者尤其是年青一代，能够重拾祖辈流传下来的智慧，重新感受到中医药的无穷魅力。

在本书的编写过程中，《中国家庭医生》杂志的编辑老师也给了我们许多宝贵的帮助，在此再次致谢！

2023 年 9 月

目录

厨房里的"药"

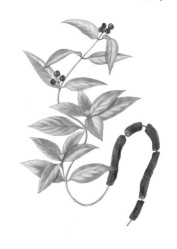

"药"方逐个讲

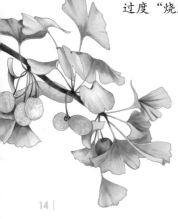

厨房里的"药"

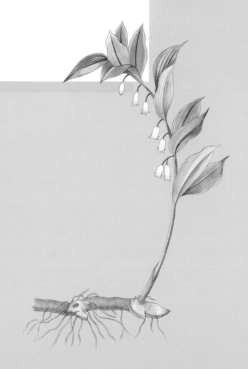

古人言："开门七件事，柴米油盐酱醋茶"，每一样都是厨房里的必备品。丰盛的中国菜式，来源于储备丰富的中式厨房。厨房往往是中国人家里柜子最密集的地方，这里相当于一个小仓库。除了放置大米等粮食，还得备有各种调料、汤料、干货……这么丰富的材料，不仅可供烹饪，也有不少是养生所用的素材，足以在厨房中调配出许多"药"方来。

举个例子，如果淋雨受了凉，只要厨房里有块生姜，就可以煮一碗浓浓的姜汤祛风散寒。如果还有大枣，加两颗，大枣姜汤口感更好；要是有一把小葱，那就更妙，掐掉葱叶后把葱白加入姜汤，鼻塞流涕立即可缓解。如果受凉的是位老人，怕后期咳嗽不止，翻一翻柜子，找两颗核桃连壳打碎放入姜汤，就是个加强版的感冒茶了。如果是孩子积食感冒，还可以在姜汤中加一把黑豆，有化湿发汗的作用。

一间小小的厨房里，只要材料充足，完全可以配出各种花样的食疗方来。这不仅足以应对感冒之类的日常小病，也可以结合自身或家人的需要，进行长期的健康调理。那么，一个养生达人的小厨房，应该要备哪些常用的材料呢？

如果以食物品种进行分类，一般会按照蔬菜、水果、粮食等类别依次介绍，但本书想要选择一个读者更感"亲切"、更方便的角度进行分类。我们先把目光转移到现实的厨房中，家中的厨房会是什么样子呢？大多数人会把调料摆在灶台上最趁手的地方，杂粮放在米桶或是袋子里，不能久置的新鲜食物大多会摆在案台或砧板上；水壶附近应该会摆着茶叶罐，还有其他用于冲泡的材料。至于那些用于煮汤的配料或是调养时才会用到的药材，则用密封的罐子收藏或是冷藏在冰柜里。按照更贴近生活的分类法，我们把本书中会用到的材料分为调料类、汤料类、药材类、食物类、茶饮类和杂粮类（粗粮类）。

调料类

　　说起调料，厨房里必备的定然是盐、白糖和酱酒之类。此外，还有一些主角也是断然不能缺少的，例如生姜、葱、蒜等。在烹调一些肉类时，为了调出更好的味道，还会用到一些香辛料，例如炖羊肉时会加的当归，煮猪肚汤时放的胡椒、砂仁，炒田螺时放的紫苏，煮冬阴功虾汤时加的香茅，蒸鱼时撒下的豆豉。如果家里爱做一些西式菜肴，那蜂蜜和肉桂也必然要备上一小罐。这些散发着各色香气的调料，往往也能为养生调理添上精彩的一笔。

生姜

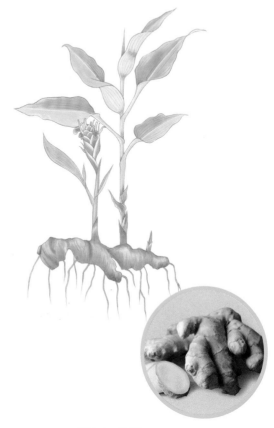

图 1-1　生姜

性味：味辛，性温

功效：解表散寒，温中止呕，化痰镇咳

要说厨房里什么调料的使用频率最高、使用范围最广，非生姜莫属。生姜也是最古老的中药之一，它有好几种不同的入药方式：最方便的用法是将生姜经过一定处理后，做成干姜或

炮姜，温性会更强。生姜还可以切片或切丝煮水，或榨成姜汁用。市场上常用的生姜也会分为好几种，最常见的有两类，一类俗称肉姜，样子比较肥壮，汁液丰富；另一类叫小黄姜，个体更小，辣味更重，两者的功效很接近，但肉姜更温和，而小黄姜的温性更强。

感冒咳嗽：生姜用于调养，最常见的是治疗感冒，也就是中医所说的解表散寒和化痰镇咳，这里强调的是受寒引起的感冒及寒咳。这是因为，生姜本身属于温热性质的药材，一般只对寒证有效。

如何判断感冒咳嗽能否用生姜呢？就像天寒容易结冰，人体受寒后，水液也容易凝结，表现为呼吸道的分泌物增多，也就是咳嗽、咳痰。这种痰液一般颜色偏白或是透明状，不算特别黏稠，甚至可能稀薄得像水一样。只要看到这种如同冰水化开一样的痰，老百姓哪怕凭直觉都能判定是寒痰。此外，受寒感冒必然是有诱因的，例如曾经淋过雨、天冷时少穿了衣服等。感冒后自己觉得非常怕冷，都会让人不由自主地想要喝一杯热的姜汤。

反胃呕吐：除了感冒以外，生姜还可以用于治疗各种胃肠不适。最经典的用法是含服生姜片以止呕，如晕车时常有人在嘴里含着生姜片预防呕吐，或是胃肠炎发作时出现恶心呕吐，也可以榨一点生姜汁喝。和治疗感冒一样，生姜能够治疗的呕吐，也多数是因为受寒引起的，例如吃了太多冷饮或寒性的食物后出现的呕吐。平时肠胃就偏虚弱的人，在呕吐时也可以用生姜，因为这往往是因为食物负荷超过了脾胃可承受的能力，而暖胃的生姜有助于消化。

以此类推，受寒后引起的腹泻、胃胀、妇女痛经等情况，也是可以用生姜调理的，相信读者很快可以掌握它的各种用途。

肉桂

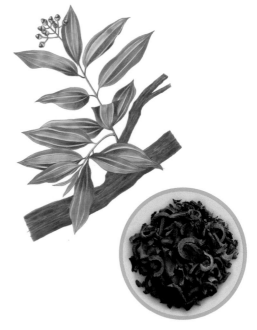

图 1-2　肉桂

性味：味辛甘，性温热

功效：散寒止痛，温经通脉

对于年轻人来说，肉桂颇有西式烹调的色彩，咖啡拉花或是在烘焙面包上都可以撒一点红色的肉桂粉，既好看又增添风味。其实，肉桂很早就是一味重要的中药，它为人类所用的历史非常悠久。中医四大经典之一的《伤寒论》，其中有一道被誉为"群方之首"的桂枝汤，用的便是肉桂的嫩枝。而肉桂作为调料用时，为了萃取到它那浓郁的香气，一般用的是它的树皮，也就是肉桂皮。

身体疼痛：和生姜一样，肉桂也属于暖性的药材，不同的是，它更偏向于温暖身体四周。西方人在圣诞节有喝肉桂热红酒的饮食风俗，而它确实也可以温暖我们的身体，驱散寒冷所带来的关节疼痛等不适，因此有散寒止痛的功效。

心慌、心悸：中医认为，肉桂温暖的力量能融入血脉之中，促进气血的流动，脉络不通的情况也用得上它。在日常生活中，肉桂除了有暖胃的作用，还能温补心阳，缓解心慌、心悸，尤其适合用于寒冷天气下出现的这类情况。

蜂蜜

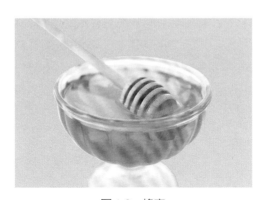

图 1-3　蜂蜜

性味：味甘，性平

功效：补中润燥，镇痛

蜂蜜是中式及西式菜肴里都常用的调料之一，在增加甜味的同时，还能使得肉类菜肴看起来更为晶莹、有光泽，使人食欲大增。经过蜂蜜处理后，肉质往往也更嫩。中医则常以蜂蜜为佐料配制药丸，它不仅能起到黏合剂的作用，其柔润的特性也能缓解药性的燥热，因此很多温补药都会用蜂蜜来和药制作蜜丸。

便秘咳嗽：蜂蜜通便的特点广为人知，不少人晨起后，会空腹饮用几勺蜂蜜以通便。不管是治疗便秘还是咳嗽，其共同点在于治燥，也就是缓解局部的湿润度不足。即大便一般是干结，咳嗽也多为干咳。液体般流动的蜂蜜，能润燥生津、滋润肠道和肺脏，因此是干燥季节里常用的养生食材，对于各种燥证都有一定作用。

腹痛：蜂蜜也有一定的镇痛作用。古时候，人们会把它外涂在皮肤外伤处（尤其是烫伤），不仅可以缓解疼痛，还能促进伤口的愈合。至于腹痛，网上曾经流传过喝蜂蜜水止胃痛的偏方，虽然它甘甜可口，但并不适合所有的胃肠疼痛。从中医的角度而言，蜂蜜对于那些脾胃差、体型瘦弱，以至于腹痛不时发作的人才是有效的。它发挥的其实是滋润修复的作用，也就是当气血不足导致身体某个部位得不到滋养而产生疼痛时，用蜂蜜会有一定的效果。

当归

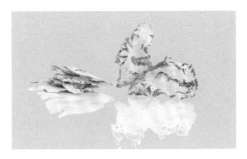

图 1-4　当归

性味：味辛、甘，性温

功效：补血调经，活血镇痛

当归是炖煮鸡汤或是羊肉时常加的佐料，会散发出一种特殊的香气，可以去除羊膻味。当归的味道微苦，因此烹调时不能加太多，也常常要和肉类搭配在一起。

月经不调：当归补血这一点深入人心，深受女性欢迎，用当归炖各种肉汤是经期常用的补养方法。月经量偏少、月经到期不来、月经淋漓不尽等情况，只要确实和血虚有关，都能用当归调养。与大枣、阿胶等常用补血中药不同，当归的个性更"活泼"一些，对于血虚伴有血瘀的情况也适用。

手足冷痛：当归炖羊肉汤更是一道秋冬的时令菜，冬天里手脚冰冷时，吃当归不仅能补益血分，还能促进血液流动（即前文所说的活血功效），因此可以很快使整个身体暖和起来。同理，因为气血亏虚所致的痛经或是各种关节疼痛，也适合在炖汤里加些当归。比较特别的一点是，当归其实还有润滑通便的作用，因此平素易腹泻的人，要慎用当归。

砂仁

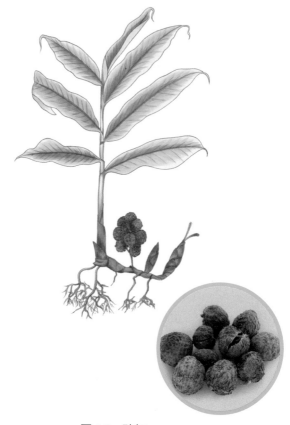

图 1-5　砂仁

性味： 味辛，性温

功效： 化湿行气，温中止泻

　　砂仁是一味有地域特色的调料，它是四大南药（四种最著名的南方药材）之一，其中又以广东阳春出产的砂仁最地道，因此又叫春砂仁。它带有浓烈的香气，味道偏辛辣，和胡椒的味道有些类似，可以用来蒸鸡、煮鱼汤，或用来泡酒、泡茶、泡蜂蜜等。正因为它的味道比较浓烈，所以往往要融合在汤汤水水的菜肴里才合适。

胃胀、胃痛：中医认为砂仁这种香气浓烈的药材不宜久煮，因此用作调料正合适。它能温暖脾胃，有化水湿的作用，这也就不难理解为什么湿冷的南方地区更爱用它调味。

除了化湿，砂仁也是个"爱运动"的药材，即有行胃气的作用。古时候，人们喜欢饭后嚼砂仁，就像现代人嚼口香糖一样，既能去掉口里的异味，又能帮助消化。容易胀气、消化不良的人，烹调时加上砂仁是可以行气消胀的。或者是在比较油腻的菜肴里，加上辛辣的砂仁也有助于消食。尤其是吃了寒凉食物后易出现胃部不适甚至胃痛的人群，嚼几颗砂仁还能散寒镇痛。

豆豉

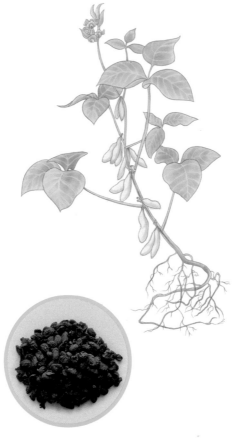

图 1-6　豆豉

性味：味苦、辛，性平

功效：解表除烦，宣发郁热

　　烹调所用的豆豉和真正入药所用的豆豉，在加工方法上有所不同，但其原材料基本一致，都是采用了豆类的发酵品。蒸鱼、蒸排骨，或是炒菜时撒一点豆豉，非常下饭开胃。日本菜里所用的纳豆，据说最早也是由豆豉发展而来，气味虽然有些奇怪，但是对喜欢它的人来说，是非常开胃的小菜。

烦闷厌食：作为种子，豆类萌发性很强，本身有发散的特点；发酵不仅能使它拥有浓郁的风味，还能使得它的发散作用更为和缓而持久，能够透发胸腔和脾胃里夹杂着水湿的郁热。

因此，药用的豆豉常常用在感冒的治疗中，尤其是感冒的同时又兼有内湿，需要借助感冒药一并发散体内水湿的时候，用它最合适。其他感冒药发散的是体表的湿，而豆豉更偏于体内的湿，尤其是胸中和胃中的湿。正因如此，烹调时加上豆豉，能使平淡无味的菜肴变得可口，或使口中黏腻的人提起胃口，无一不和它本身宣发的药性相关。

紫苏

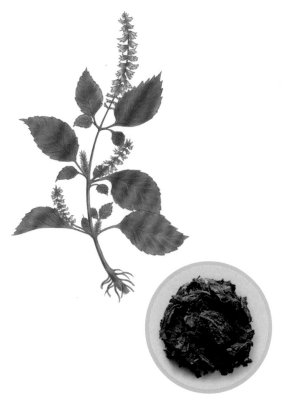

图 1-7　紫苏

性味：味辛、甘，性温

功效：解表散寒，行气宽中，解鱼蟹毒

　　早在 2000 年前，《尔雅》中就有紫苏的记载。这一古老的香料，至今仍然在餐桌上尽情展现着它独特的风味。在日常烹制鱼、蟹、花甲、田螺等水产时，人们常加入一把紫苏叶，不仅能去腥，还能增添一丝特别的甜香。温性的紫苏，正好可以制约水产的寒凉，还能减轻这类菜肴的湿性。有些人在吃了海鲜大餐之后容易闹肚子，喝些紫苏水就会舒服些，因此古人说它能解鱼蟹毒。紫苏的叶子和枝梗都可以入药。

感冒及胃肠不适：治疗风寒感冒时，紫苏叶也可以派上用场，尤其是合并消化系统症状时，也就是现今人们所说的胃肠型感冒。人除了出现怕冷、鼻塞、流清涕、咳嗽、咽痒等一般的感冒症状外，往往还会有腹泻、腹痛等胃肠不适。而紫苏叶在解表的同时，兼有调理肠胃的作用，能够疏通脾胃之气，起到一石二鸟的作用。感冒时用紫苏叶煮水，煎煮时间不宜太久，一般煮开 5 分钟即可，久了会使得香味过度散发。

即使在没有感冒的情况下，也可以用紫苏来处理一些消化道的症状。紫苏还具有行气宽中的作用，当我们出现脾胃气滞的情况，也就是脾胃运动得慢，导致气机不畅而发生胀气时，就可以使用紫苏来治疗，而此处使用擅长行气的紫苏梗效果更佳。

香茅

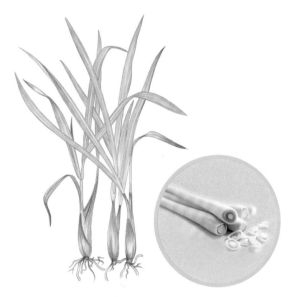

图 1-8　香茅

性味： 味辛甘，性温

功效： 疏风解表，散寒化湿

香茅是东南亚地区常见的调料，不仅泰国菜里会用，云南菜系里也会用香茅烤肉。它的香气属于柠檬系，非常清新，也适合与其他各种香草一起混合，做成咖喱等味道浓烈的调料。

四肢酸痛： 那些爱用这种香辣调料的地方，共同特点是气候都比较潮湿，人的身体容易"受湿"，总感觉有些酸酸胀胀，提不起劲。以往，这些地方的人会用香茅煮水外洗，以治疗风湿造成的关节不适，这一风俗至今仍在某些山区流传，将它煮制后内服也有类似的效果。由于它香气浓烈，本身也可以用来发汗以治疗感冒，在昼夜温差大的湿热地带尤其适宜。

葱

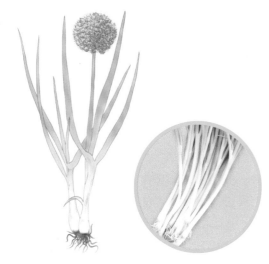

图 1-9　葱

性味：味辛，性温

功效：发汗解表

葱既是一种蔬菜，也是调味品。潮汕地区会把葱花用油爆香后保存起来，煮汤面时下一勺葱油，顿时香气四溢。葱油饼里要是没有它，就少了大半滋味，更不要说葱爆羊肉、葱烧海参……一根小小的葱，它的香味能派上大用场。

感冒头痛：葱味道最浓郁的部分在下半截的葱白，药效也集中于这一部分。作为感冒药，葱的效力非常温和，即使是体质最虚弱的老人家也可以用。它散寒的力量不如生姜，但通窍是其特长，如果同时伴有鼻塞和头痛的风寒感冒最适合使用。轻微的感冒或是头痛，简单拿几棵葱煮一碗汤，或者是炒菜时多放一些，说不定就有好转。

蒜

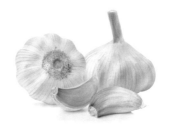

图 1-10　蒜

性味：味辛，性温
功效：温中理胃

蒜在厨房中的地位，与生姜可谓不分上下。蒜自带一股辛香，这是它使菜肴增香的秘诀，但也给人带来"嘴巴里一股蒜味"的尴尬。虽说也有人因为这股味道而讨厌它，但更多人是一天也离不开它，炒菜如果不放几瓣蒜，吃饭就"不得劲"。有些人还爱生嚼大蒜，或者是拌上糖、醋，做成腌糖蒜，是非常开胃的小菜。

突发腹泻：不少中医古籍中记载，蒜可以治疗霍乱，也就是突发的、水样喷射状的猛烈腹泻。它和现今霍乱弧菌引起的腹泻不一定等同，因为古代有不少急性的感染性腹泻，都有类似症状，且都和食物不够卫生有一定关系。这时候可以用几瓣蒜，熬小半碗浓浓的汤喝下去。从中医的角度来看，这是因为食物不洁，脾胃不能运化，变为湿浊之物，导致腹泻不止。而蒜的辛辣，可以温散水湿，有止泻的作用。

不过，蒜的辛香确实十分浓烈，有些佛教派系会把它视为荤菜，中医也认为久吃会生痰动火，只有在少量食用的时候，才能起到健脾胃、消食化滞的作用。尤其是本身肝血不足，出现眼睛昏花的人，不太适合大量吃蒜。

胡椒

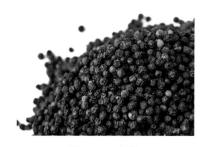

图 1-11　胡椒

性味： 味辛，性温

功效： 暖胃化痰

胡椒本是舶来品，据说它的原产地在印度，在唐之前就传入了中国。日常用时会按颜色不同分为黑胡椒和白胡椒，其实它们属于同一种，只是采集时间和加工方法不同。一般来说，黑胡椒的香味浓烈，但是很容易挥发，因此多用在煎炒或是烤肉里；白胡椒就更温和，味道持久，可以加在汤或是炖菜里。河南人早餐爱喝胡辣汤，这是一种用胡椒等各种香辣调料打底，加上牛肉块、木耳、黄花菜等做成的小吃，又辣又麻，冬天喝开胃散寒。

胃痛呕吐： 很多人家里炖猪肚汤都爱加点胡椒粉，这不仅是为了去腥，也是因为猪肚比较厚实难消化，加上它能更好地促进脾胃运化。尤其是平素胃寒，吃了偏凉性的食物就容易胃胀、胃痛的人，暖胃的胡椒能缓解这种症状。有些人在冬季低温时，会出现胃部的紧缩疼痛感，甚至会有些想呕吐，在菜肴里加上胡椒粉还能散寒止呕。

一般来说，开胃用黑胡椒合适，暖胃则要用效力更持久的白胡椒。

汤料类

汤料指的是煮汤时加入的各种配料。广东地区有煲汤的习俗，会用各种精心搭配的汤料，花上好几个小时，熬出一锅精华满满的汤来。耗费了这么大心力准备的佳肴，自然不只为满足口腹之欲，更重要的是养生功效的加持。在饭店里，为了满足不同客人的需求，店家会把煮好的汤分装在小瓦罐中，用裹着吸油纸的盖子密封好。客人可以按盅点，享用一人份汤水，汤的种类还会随着季节而调整，绝不腻味。每逢节日或是宴客，广东人也必定要在家里煲汤，每家每户都会有自己的拿手靓汤。

煲汤的难度其实不大，火候和熬制时间的掌握很重要，为健康起见不建议按老火汤的煮法熬上那么久。汤料的选择和搭配，才是美味与健康的关键。

黄芪

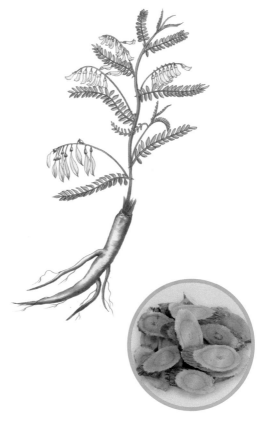

图 1-12 黄芪

性味：味甘，性温

功效：健脾补中，升阳举陷，益气固表，托毒生肌

黄芪是调养身体时最常用的药材之一，它被称为补气药之长，这一称呼既点出它的长处，也凸显了它的特点：黄芪宛如补气药中德高望重的长者，效力和缓但是连绵不绝，有如流水一般。它本身是植物的根部，纤维多，不能直接食用，但它煮成的汤水会有甘甜味，浸泡也可以当茶饮用。黄芪的香味，很多书中会把它描述为豆香味，它确实带有一种类似粮食的香气，但又很特别。不论是在治病还是在食疗中，黄芪的用途都非常广泛。

疲倦乏力：这应该是黄芪最常见的养生用途，各种气虚都可以用到它。黄芪的专长在于补肺气和脾气，而这类气虚证最易表现为疲倦乏力。这种疲倦常常在劳累尤其是劳力性的工作后出现，整个人会觉得打不起精神，很想要躺下休息和睡觉。有些人会有提不起气的感觉，总觉得说话时的气力不足，上述这类典型症状，用黄芪往往有效。总之，黄芪适合用在一种软绵绵的情况下，即不管是整个人的外形或是表现，都有一种疲乏无力的感觉。

易汗、怕风：这两个症状往往会同时出现。不少人会觉得易出汗是怕热，但黄芪所适用的易汗，出汗后其实会有些微微发凉；尤其是汗出得稍多一些，风吹到身上会觉得非常不舒服。这种出汗往往有些冷汗的感觉，其实是肌肤表面的气不够充实的缘故，导致它无法阻挡汗液的外泄。而补充肌表的气正是黄芪的拿手项目，同理可推，它能治疗气虚型的感冒、鼻炎等上呼吸道疾病，也可以治疗同样原因所引起的皮肤疾病。

五指毛桃

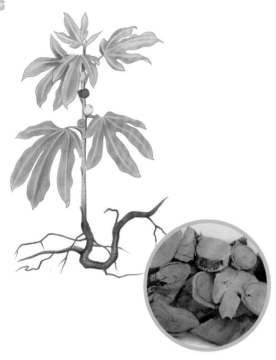

图 1-13　五指毛桃

性味：味甘淡，性平

功效：健脾补肺，行气利湿

　　五指毛桃的学名是粗叶榕，是一种个头不算太高的小树，结的果实像毛茸茸的桃子，叶子犹如张开的五根手指，因此当地老百姓给它起了这个名字。长在南方山林里的五指毛桃能登上餐桌，本是客家人的发明。他们发现树根会散发出宜人的清香，斩断后会流出甘甜的、椰汁一般的汁水，因此爱用这种药材煮汤，无论搭配鸡肉，还是水鸭等各种禽类都很合适。

奶水不足：治疗奶水不足是五指毛桃最家常也最具特色的用途。尤其是本身体质偏虚的产妇出现产后乳汁不足时，用五指毛桃炖各种下奶汤，清淡可口又有益。这味产自山区的药材能逐渐风靡各地，和现代人的体质特点有很大关系。许多人虽然体质偏虚，但是因为长年熬夜和饮食偏燥热等原因，吃补药时容易出现不受补而上火。因此，近年来清淡的补药会更受欢迎，五指毛桃便是这一类，即使是产后阴虚血少的产妇也能耐受。各种轻度的气虚证者，例如疲惫、肢体乏力、胃口不佳等，都不妨一试。

茯苓

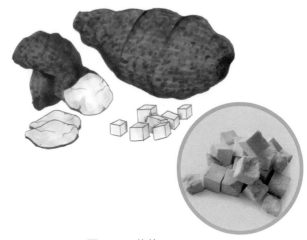

图 1-14　茯苓

性味：味甘淡，性平
功效：利水渗湿，健脾宁心

茯苓本身是一种甘淡无味的食材，和淀粉相似，单吃乏味，适合加在汤水中或是磨粉调配。北京特色糕点茯苓饼就是采用了后面的做法，将它混合上核桃仁、芝麻、蜂蜜等做成饼的夹心馅料。而广东人则爱将它切成骰子似的小方块，然后用来煲汤。用于入药，既有前面所提到的茯苓块，也有如同薄片卷纸似的茯苓卷，两者都是一样的材料，只是加工方法不同。

水肿： 茯苓的用途极为广泛，以至于它所能治疗的症状也很多样，在此不一一列举。治疗水肿应该算是茯苓最鲜明的用途。这不仅指四肢的水肿，中医在看到舌体偏胖大、有齿痕时，会认为这也是水湿导致的肿胀之象，常常会在药方中辨证加入茯苓。有经验的"老广"（广州本地人）对茯苓的使用也很熟练，常常会看一看舌头，发现舌体胖大、舌苔水滑或是有齿痕，便在汤底里加上这种小方块。

心悸不安： 这种心慌和水肿也是同样的病因，即因为体内的水湿过重，影响心阳，导致胸口有种悸动不安的感觉。有时候这种感觉会影响睡眠，因为人会觉得心静不下来，尤其是在潮湿闷胀的天气里或是夜间，这种心神不宁的感觉会更为明显。因此，利湿的茯苓还兼有安神定悸的作用，可以消除上冲的水湿。

枸杞子

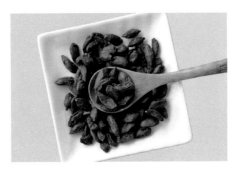

图 1-15　枸杞子

性味：味甘，性平
功效：滋补肝肾，益精明目

　　颜色火红的枸杞子，往往是菜肴或汤水里明艳的点缀。它是容易被泡胀的果子，煮久了会裂开，露出里面的种子，用来泡水倒是很合适。枸杞子不仅是果子可以入药，其根也是一味中药（即地骨皮），连新鲜的枸杞叶也可作养生之用。广东南部爱用枸杞叶加上猪肝、猪肉和猪肾一起煮汤，这种叶子煲的汤，入口的汁液润滑感比其他野菜强，有一定滋阴的效果。而果子更是滋阴效力的集合点，补益效力最强。

　　眼睛干燥："保温杯里泡枸杞子"确实是调养的好法子，缓解眼部不适是枸杞子最有名的用途。但它一般不用在急性炎症发作的情况下，往往是长期用眼后导致眼部干涩，或者是上了年纪的人眼部不适才适用。枸杞子补充的是肾精，这种精华不是一顿猛补就能生成的，往往需要较长时间的、和缓的补益才行，因此枸杞子也得少量而长期地吃才能看到效果。

沙参

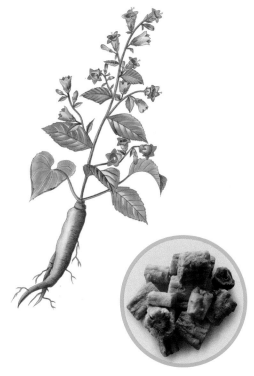

图 1-16　沙参

性味：味甘，性平

功效：养阴清肺，益胃生津

沙参有南沙参和北沙参之分，一般多认为北沙参更凉，偏于清热滋阴，而南沙参更柔和一些，更适合脾胃虚寒的人。其实沙参本身就是一种补益药，很少会伤身、伤脾。许多火锅店里会用沙参汤当锅底，一方面取它甘甜的滋味，另一方面是借助其滋阴生津的本性，压一压火锅蘸料的燥热。

口干咳嗽：如果将所有的补益药材简单粗暴地分为两类，则无非是补气类和滋阴类，沙参则处于这两个分类的中间地带，兼备两种功效。如果进一步细分，每种药材所帮助的脏腑尚有区别，滋阴也分肺阴、胃阴、肾阴等。沙参以滋养肺胃为主，肺胃之阴如同大地上的雪山，阴分充足时，雪水会从山上流下滋养土地；不足的时候，最容易出现的症状就是人体上部的干燥，例如干咳、咽干以及口干等，这也是沙参的治疗领域。

玉竹

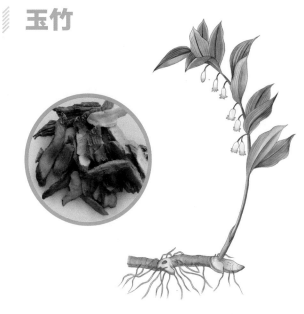

图 1-17　玉竹

性味：味甘，性微寒
功效：养阴润燥，生津止渴

在炖汤的时候，玉竹和沙参是一对经典搭档，两者搭配出的汤底甘甜滋润，是清汤锅的热门选择；秋天时，也有不少茶饮店会熬煮沙参玉竹水，提供给口干舌燥的顾客。玉竹的特点是特别润，即使晒成了干片，它也依旧十分柔韧，没有其他干货那种皱巴巴的感觉；中医也说这种药材"至难燥"，干燥过程中要反复揉搓晾晒才能成功，可见其中定然含有某些非常水润滋养的"因子"。

干咳：玉竹与沙参的功效有许多重合的地方，口干、干咳等症状它们都能治疗。只不过沙参更擅长补气，玉竹滋阴的效果会更突出。玉竹不仅在感冒后期的治疗中用得上，某些肺病、热性疾病的后期调养，也常常会用到玉竹。

以发热疾病为例，人体的高热会消耗阴分，在热褪去之后，有些人的肺阴尚亏虚，就会出现疲软、低热，而玉竹能补足阴分的损耗，因此有调虚损的作用。民间还传说玉竹有美白的作用，这倒也不是空穴来风，毕竟它能滋养肺阴，令肌肤看起来更加晶莹水润，在某种程度上也可以算作美白了吧。

石斛

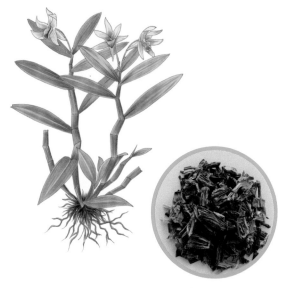

图 1-18　石斛

性味：味苦甘，性寒

功效：养胃生津，滋阴除热

如果按价格的高低排列，在诸多汤料里，石斛算得上是天花板的级别了，它本来也属于名贵药材之一。在古代，野生石斛生长于悬崖峭壁之上，采集难，产量少，只能为贵族富户所用；随着后世人工栽培技术的进步，它才变为一味常用的中药。虽然名字中带有石斛的植物不少，但得到《中华人民共和国药典》认可的药用石斛只有金钗石斛、铁皮石斛等数种，不少野生石斛还是国家保护植物，所以一定不要自己去挖采。

石斛以其柔韧而厚实的茎秆入药，嚼起来很难咬断，一般不直接吃，但用它煮出的汤水甘中带苦，非常浓郁，但煎煮时间一定要够长。除此之外，也有人会用石斛泡茶，一天内反复冲泡，让其充分释放有效成分。

　　口干喜饮：石斛最突出的是养阴的功效，适合胃阴虚、胃火亢的人。这类人最常见的症状就是口干，喜欢喝凉一点的、有味道的水，觉得这样更解渴。胃口一般都不错，甚至有些人会觉得自己胃口"好得过头了"，食欲比较旺盛，大便也容易偏干。石斛味浓可以养阴生津，其性寒还可以降火，适合体质和脾胃都比较壮实的人用，脾胃虚寒的人就不适宜。

葛（葛根和粉葛）

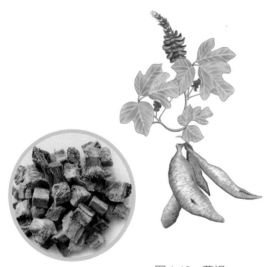

图 1-19　葛根

性味：味甘辛，性平

功效：解肌退热，生津止渴，透发麻疹，升阳止泻

"葛"有两种，一种是在菜市场售卖的新鲜植物块根，叫作"粉葛"；另外一种多见于药房，名为葛根。粉葛和葛根的功效非常相似，既往常混用，但 2020 年的《中国药典》明确将两者分开，指明来自于甘葛藤的叫"粉葛"，来自于干葛的才能叫葛根。

新鲜粉葛一般在秋冬季上市，可以做成干品长期保存。它的质地粉腻，既可以直接吃，也可以煮汤喝，汤味甘甜。因为粉葛的淀粉含量高，市面也有将其做成粉出售的，冲开后是晶莹水润的糊糊。粉葛汤或糊糊在夏天是比较受欢迎的，喝起来很甘润，能缓解口干。

葛根相对"干瘪"一些，一般多使用干品，其纤维素含量更高而淀粉含量低。

葛花也与它们具有类似的作用，但花朵更具有绽放之性，发散头面的功效更突出，因此人们会用葛花解酒。

发热： 在感冒发热的情况下，葛也可以加在药方中，它就像抽水机一样，可以从体内抽提津液供应到肌表，以供发汗之用。这一特点，使得它具有退热、解渴等多种作用。夏天炎热的时候，很多人会觉得身上发烫，但又不至于到发热的程度，喝葛根或粉葛汤能解肌退热，类似解暑的作用，这是葛根的日常用途。

腹泻： 在感冒合并腹泻的情况下也可以用葛，其实就是借用它"搬运工"的角色，把多余的水分往上"搬"，以减少津液的下泻。因此，在急性腹泻的情况下，葛根／粉葛止泻效果会明显一点；治疗慢性腹泻，葛往往还要搭配一些健脾补气的药材。

牡蛎壳

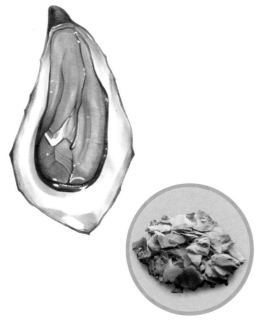

图 1-20　牡蛎壳

性味：味咸，性微寒

功效：潜阳补阴，重镇安神，软坚散结

　　说到牡蛎，大家脑海里浮现的都应该是撒满蒜蓉、葱花的烤生蚝。夏季常有小摊贩把新鲜的带壳牡蛎架在火上烤，牌子上还写着"美容强身"等功效。事实上，牡蛎确实可以入药，但用的不是我们日常吃的蚝肉部分，而是牡蛎壳，这属于矿物药。当然，蚝肉本身也有滋阴养颜的作用。

　　失眠不安：质地偏重的矿物药都有一种共同的功效，中医称之为"重镇"。就像把石头丢进水里，它自然会沉到水底，牡蛎壳也能引导人体的阳气下潜，让神志安定下来。除了用于改善睡眠，这种下潜的作用，也能治疗肝阳上亢的头晕、头痛，这种情况常出现在高血压人群，或是压力大、容易发怒的人身上。因为受体质或是情绪的影响，这些人的阳气特别躁动，一不小心就容易上头，而牡蛎壳能帮助人体安抚好这股过于亢盛的阳气。此外，牡蛎壳还有消结节肿块、止汗、止泻等功效，但这是更为专业的内容了。

杏仁

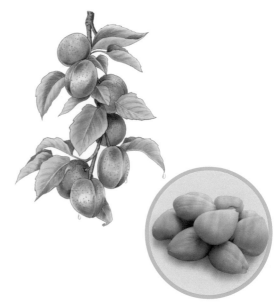

图 1-21　杏仁

性味：味苦，性微温

功效：降气镇咳，平喘，润肠通便

除了把它做成坚果类的小零食，更为中式的吃法是把杏仁磨成粉，加上糯米粉等材料，熬成雪白细腻的杏仁糊。除了当甜品和零食吃，有些地方还会把杏仁加在汤里，例如杏仁猪肺汤，往往是咳嗽时必点的汤品。

杏仁可分苦杏仁和甜杏仁两种，前者又称为北杏仁，后者名为南杏仁。苦杏仁有小毒，必须充分加热煮熟后才能食用，因此零食一般都是用进口的甜杏仁来做，口感好，个头又大。但从药效而言，苦杏仁更优秀，据说以往老北京人爱喝的杏仁茶，也一定要用苦杏仁去熬，才会有一种特别的浓香。

咳嗽气逆：很多人会以为，油润的杏仁只能治疗干咳；事实上，多种咳嗽都可以用得上它，甚至某些没有咳嗽的感冒也可加用苦杏仁。这是因为杏仁本身有降肺气的作用，每当肺气被各种因素扰动，不能平顺地运行，就像车辆冲出马路一样，会发生各种逆乱，甚至"逆流而上"，杏仁便能处理这种情况。这也是感冒乃至各种呼吸道疾病中常见的情形，尤其是家里有呼吸疾病的老人或是有哮喘患者，发作的时候容易伴有气逆、气喘，吃些杏仁可能会有帮助。

便秘：杏仁通便也算是个广为人知的小常识了，尤其适合大便偏干结的老人。这种津亏类型的便秘，往往和人自身的精血不足有关，肠道失去濡润，因此在上了年纪的人群中更容易出现。杏仁发挥的是润肠通便的作用，同时它降气的作用也能推动大便下排。

桂圆

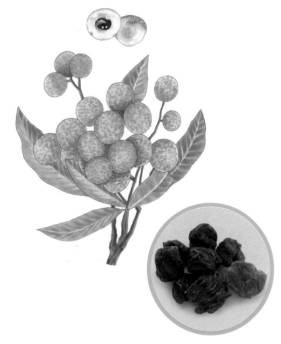

图 1-22　桂圆

性味：味甘，性温

功效：补益心脾，养血安神

龙眼又称桂圆，是新鲜的水果龙眼晒干后做成的果脯。天然的龙眼干是不需加糖的，仅靠它本身的甜味便已足够。南方还有一种水果——荔枝，它和龙眼成熟的季节相近，味道也更甜，但古人认为过于燥热的荔枝没有补益功效，反而是味道甘而醇厚的龙眼才能当补品。

心悸、眠浅：这应该是桂圆最常用的两种情况，而且两者往往同时出现。心血虚的人，白天工作时间一久，尤其是遇上劳心的任务，容易觉得心悸不适；到了晚上，又睡得不踏实，常常乱梦纷纭，时不时就醒过来。这些情况都属于桂圆的治疗范围。

桂圆大枣茶是许多养生店里的热销产品，常常被推荐给女性顾客，毕竟以女性的生理现象而言，血虚会更常见。但桂圆更适合体质属血虚而偏寒的人，也就是同时伴有怕冷和面无血色的人。

大枣

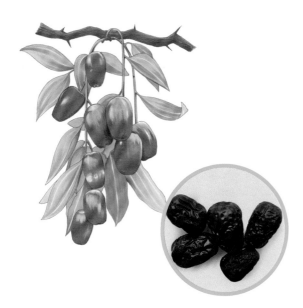

图 1-23　大枣

性味： 味甘，性温
功效： 补脾益气，养血安神

大枣既可以当零食，也是甜味调料里最常用的一种。不分红枣、黑枣等品种，大枣都具有相似的口味和特性。用它炒菜或是煮汤，不仅可以增加菜肴的水润度，也可以使汤水具有非常自然的甘甜滋味。

保护脾胃：更妙的是大枣本身的作用，许多中药方里都会加上它，或者指明要用枣汤送服药丸，利用的便是大枣甘甜补脾的功效，可以帮助脾胃更好地消化吸收。尤其是在使用一些刺激性较大的药材时，加上大枣可以起到缓冲的作用，这一点也可用于食疗中。

滋润补养：不少女性喜欢在经期前后吃些大枣，许多补品里也要加上它，乃因颜色火红的大枣具有补血的功效。中医讲的血虚，和西医所说的贫血不能完全等同，中医讲的血虚指的是人体缺少某种温热又滋养的力量，而大枣正好性温而又滋补。就算是干的大枣，嚼起来也没有其他干果那种干巴巴的感觉，滋润生津的程度更高。大枣这样的温而不燥，正适合养血。

灵芝

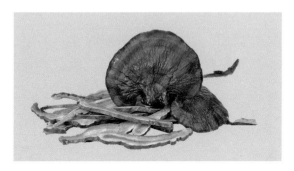

图 1-24　灵芝

性味：味甘苦，性平

功效：养心安神，镇咳平喘

以前，中药铺子常常会在店里显眼的地方摆上一棵灵芝，它优雅的造型往往会吸引客人的目光。民间常有"百年灵芝"的说法，灵芝的生长周期确实是慢一些，但基本一年就成熟，后面会以木质化的形态保存很久，但此时已经失去药效。灵芝可以用来吃的部分其实是表面的那层粉，也就是孢子。但孢子粉的味道是很苦的，所以不少人还是选择吃提取物或是胶囊。灵芝也可以炖汤喝，加上一些大枣、桂圆、枸杞子之类可以缓冲它的苦味，还可以增强补益气血的功效。

心神不安：灵芝适合用于气血亏虚的人，尤其是劳累及压力大时容易觉得心神不定、夜间也因此频频失眠的人，炖点灵芝汤喝会有安神助眠的作用。灵芝味浓而苦，苦味入心，在补益心气的同时，能使神志安定下来。有些久咳不止的人，也可使用它，也有安宁肺气的作用。

核桃仁

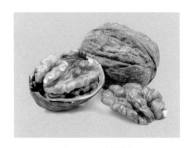

图 1-25　核桃仁

性味：味甘，性温

功效：温补肺肾，润肠通便

人们常打趣说"多吃核桃补补脑子"，事实上，从中医的角度而言，核桃补的应该是肾。古代会把吃核桃当作老年人养生的办法，但坚果类的核桃对牙口不好的老人来说可不好嚼，因此人们会把核桃肉敲成小块，或是买掺了核桃碎的糕点。这类果仁和杏仁、芝麻一样，也有润肠通便的效果，适合精血不足、大便干结的人，在此就不赘述了。

头发花白：古籍里多次提到，核桃有"黑须发"的作用，也就是当白发增多时，吃核桃能够起到乌发的作用。古人说，这是因为核桃性温而润血脉，而发为血之余，头发生成的来源是人身的血。温润补养的核桃，养血而通血，对于头发发黄、发白的情况都适用。只不过，它确实比较温热，虚寒体质的人适合吃，而体热多痰者不适宜。

此外，核桃还有镇咳的作用，适用于肺气不足、体质虚弱、咳声无力的老人和小孩。一般要带壳使用，连着壳敲碎后，加入汤或是药茶中煮。

药材类

食疗是中国饮食的特色，不少菜肴除了饱腹与美味之外，也被寄托了减轻病痛的期望。在《神农本草经》中，药材会被分为上、中、下三品。这种分类方法不是指药材的优劣，而是根据它们的用途来分。其中上品药最为柔和，主要用于养生，也就是一些适合长期服用的药材。

家里有老人或是患者的，多少会储备一点养生药材，它们的效力显然会比日常食材更强一些，但使用时也一定要对症下药。切记，没有什么药物能够包治百病，不分体质、不分情况地使用不仅不符合科学道理，也不符合中医原则。

人参

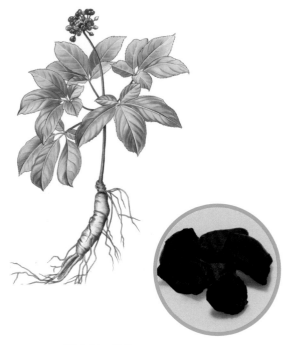

图 1-26　红参

性味： 味甘微苦，性微温

功效： 大补元气，补脾益肺，生津，安神

要说所有药材里谁的典故最多，非人参莫属。它也是各种武侠小说里出现频率最高的药材，常被赋予"起死回生"的传奇特色。逢年过节，如果要给家中老人送一些贵重补品，人参也是常见的选择，体面又实用。红参一般指的是加糖、加蜜后蒸制过的人参，相较于其他加工方法，它的温性是最强的，可以用于比较严重的气虚证。

气促： 人参的用途也非常广泛，实在难以一一尽数。但要说老百姓最常用到的，还是气不足的情况，最鲜明而突出的感受就是气不够用。例如有些老人，稍微多活动一下，爬楼梯或是走路，容易累到气喘吁吁，不得不频繁地停下来休息，这是最容易识别的气虚。这时候含服一两片红参，会觉得好一些。不少人也会用人参水益气养生，一般多在晨起空腹时，用一小杯热水泡开几片红参，连水带参一起服用。

补充小知识：各种"参"的区别和用途

除了红参以外，目前常用的人参类药材还有西洋参和与红参相对的白参。严格来说，西洋参与人参其实是两种药材，药材的来源不同；相对于人参而言，西洋参凉性更强，因此常用于肺阴虚有热的情况，如果是体质虚寒的人，还需要和其他温补药物搭配使用。

而红参和白参都是人参的加工品，只是加工方法不同：白参没有经过红参的蒸制过程，是将人参晾晒而成的，因此保留了它原本的白色，温性也要弱一些。如果不耐受红参的温性，便可以改用白参。*以补气效果而言，西洋参最弱（相对而言，滋阴清热效果最强），白参居中，红参最强。*

人参和西洋参都是较为名贵的药材，相对平价的替代品是党参，党参也常用于煮汤或是泡水。党参具有补中益气、养血生津的功效，它补气的效力没有人参强，因此在重病、久病的情况下，医生往往会选用人参；但日常调养时，党参也是个不错的选择。

近年来，还有另外一种名为太子参的药材也用得不少，别名又叫孩儿参，意思就是小孩子都可以用的参。它具有补脾益肺、生津养阴的功效，是参类药材里相对清淡的补药。小孩子肺病后期时常用它补气，胜在药性平稳，功效和缓，不会有"不耐受"的问题。

女贞子

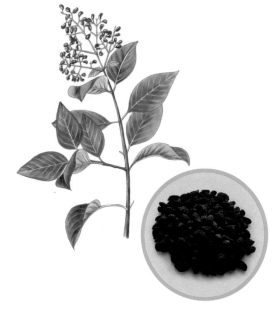

图 1-27　女贞子

性味：味甘苦，性凉

功效：滋补肝肾，明目乌发

女贞子其实是冬青的果实，冬青冬天不仅不落叶，叶片还墨绿油亮，因此常会栽种在路边或是庭院里作为装饰。夏天时，它会结出成簇的紫黑色小果子，蓝莓大小，路过的人可以摘下来吃，咬一口满嘴果汁。果子干燥后就成了药用的女贞子，保留了本身滋阴的特色。

脱发：从日常养生而言，女贞子乌发、生发的功效较受人关注。虽然这种药材苦而微甘的口感算不上好，但在脱发问题日益普遍的当下，它受到的关注不低。如果用于烹煮茶饮，一般要和一些甜味的药材合用，例如同样有补肾功效的枸杞子、熟地黄等，或是加上大枣、桂圆调和。也可以把它加在一些肉汤中，或熬制成膏方，入口感觉更好。女贞子治疗的是阴虚型的脱发，一般会有些燥热上火的症状，如果脾胃本来就不好，容易腹泻的人，使用时要谨慎。

巴戟天

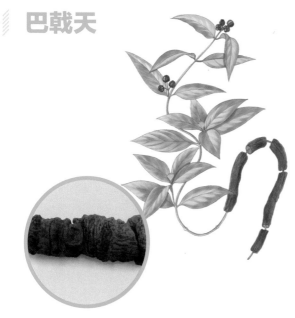

图 1-28　巴戟天

性味：味辛甘，性微温

功效：补肾助阳，祛风除湿

巴戟天是四大南药之一，样子像一截短短的树枝，其实是植物的根部。巴戟天炖鸡爪是养生汤常见配方，家里有人患关节病，腰腿不太好的，常会炖这道汤品。因为药味较重、质地很硬咬不动，它很少单用烹调，多半是搭配在各种肉汤中。不少人也爱用巴戟天泡药酒，冬天手脚冰冷、关节僵硬的时候喝上一口，有疏经活络的作用。

　　关节冷僵：巴戟天是一味温补肾阳的药材，适合有阳虚型关节病的人。这类问题多在寒冷的情况下加重，天气越冷，关节越是僵硬、麻木，就像结了冰一样，需要人体的阳气去温化。巴戟天不仅能温暖四肢关节，对于腰膝酸软、下肢乏力的情况也有作用。冬季严寒时食用巴戟天也有一定的养生作用，可以帮助我们御寒。

酸枣仁

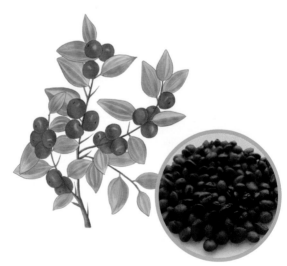

图 1-29　酸枣仁

　　性味：味甘酸，性平

　　功效：养心益肝，安神，敛汗

酸枣仁本属药用，但近年来随着各种养生茶、养生膏方的兴起，已经被做成了很多新形式的产品。酸枣仁是酸枣的果仁，酸枣的外形和大枣有些像，但个头要小很多。听它的名字，大家也能猜想到酸枣的味道并不好。但酸也有酸的好处，酸味能够收敛，作为酸枣核心的果仁，收敛气血的功效会更为突出。因为助眠效果出色，酸枣仁几乎算是治疗失眠的专药了。中医专业医学生的动物实验课上，有一节课便是观察酸枣仁水对小鼠的作用，几乎不到半小时，所有喂食酸枣仁水的小鼠就会挤成一堆，进入昏昏欲睡的状态。

失眠、盗汗：本书已介绍过好几种助眠药材及食材，包括牡蛎、桂圆等。它们所适用的情况不同，牡蛎是无论虚实的情况都用得上，而桂圆和酸枣仁多用于气血不足的人。气血虚导致的失眠，就好像一个划船外出的人想要回家去，却因为过于虚弱而没法划得很快，因此总是要耗费很长时间才能入睡。酸枣仁补血的功效虽然没有桂圆那么突出，但它还有"收敛"的作用，能促使气血回流到心、肝等脏腑中进行休养，就像给回航的船吹了一股顺向的"风"，能帮助人更快、更好地入眠。同时，它对体虚导致的夜间汗出不止也有治疗作用。

白术

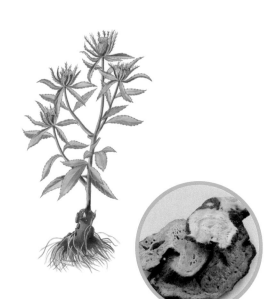

图 1-30　白术

性味：味甘苦，性温

功效：健脾益气，燥湿利尿，止汗，安胎

白术也是一味偏苦的药材，它有药香味，炒黄后香味会更浓郁，但是尝起来仍以微微的苦味为主。作为一种纤维量多的根茎类药材，白术不太好打粉，一般还是以煮汤、熬粥居多。虽说味道不好，但它在食疗界还是有一定名气的，这要归功于它健脾和化湿兼备的功效特点。如果要形容的话，白术像一个脾气温和的健身教练，会带领着脾胃运动，适合脾气虚又气滞的体质，这也是现代人常见的情况。

便秘、便烂：这两种症状看似相反，但白术都能调理。一般认为，大量用生白术可以通便，少量地使用炒过的白术则有健脾止泻的效果。这种腹泻并不是急性胃肠炎时的水样便，而是大便总不成形，往往还有些黏腻，要分几次才能排完。白术的健脾作用可使得中焦脾胃，也就是人体中部的气能够和缓地向下运行，如果用足量了，自然能促使大便的排出，对于那些脾虚湿困又便秘的人有效；少量使用炒白术，能加快脾胃之气的运行，在这个过程中，湿邪会被脾阳蒸发掉，粪便也自然变得清爽成形。

丹参

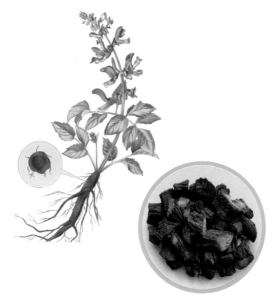

图 1-31　丹参

性味： 味苦，性微寒

功效： 活血调经，祛瘀镇痛，凉血消痈在中药里，凡是带有"参"字的，多少都有些补益的功效。从丹参的名字看，古人应该是把它视作有活血化瘀功效的人参。中医有"丹参一味，功同四物"的说法，"四物"指的是调养血分的一道名方，它由四种不同功效的药物组成。这对丹参来说是一种很高的赞誉，即认为它能以一当四，兼有活血、养血、凉血数种功效。当然，这种说法是较为夸张的，但也点出了丹参"多面手"的特点。

瘀滞疼痛：丹参常用于心血管疾病的治疗，因为这类疾病中血瘀的情况很多见，用丹参既可活血化瘀，又有一定的补心、养心的作用。它在妇科疾病里也用得不少，尤其是月经期间容易痛经，又夹有较多血块的情况，用丹参泡水喝可化瘀止痛。简而言之，丹参治疗的疼痛，是血瘀不通造成的，虽然它药性会稍微凉一点，但是因为性质平和，很多人都可以用于日常调养。

甘草

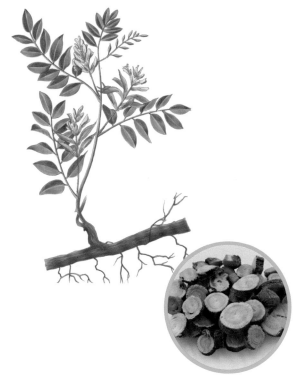

图 1-32　甘草

性味：味甘，性平

功效：补脾益气，祛痰镇咳，缓急镇痛，清热解毒，调和诸药

　　甘草是中药里甜味最为中正的，一般药材多多少少会混杂些其他的味道，而甘草则是非常纯净的甜味。甘草的这种特点，使得它可以和许多药材搭配起来，能够有效缓和其他药物的猛烈之性。欧洲人尤其是北欧一带，爱吃甘草糖，据说它本是用于治疗咳嗽的药物，为了让它的口味更好一点，人们就不断提高里面甘草的含量，最终变成了一种糖果。而它镇咳的功效，也已被中医沿用了上千年。

咳嗽气急：甘草所治疗的咳嗽，和其他镇咳药还有些不同。这种咳嗽一般比较急促，常常有种被刺激到就发作的感觉，咽喉等黏膜处会有些刺痒不适的感觉，而甜味十足的甘草有舒缓刺痒的作用，能消除这些刺激的感觉，达到镇咳的作用。同时，它也可以搭配在感冒方中用，许多解表药材行气发散的力度比较强，当医生想要药力运行得"和缓"一些时，就会加入甘草。

拘挛疼痛：甘草还能治疗拘挛性疼痛，或是皮肤黏膜破损后造成的疼痛，这和它的舒缓作用是同样的原理。含服甘草水，可以治疗咽痛或是口腔溃疡带来的疼痛。当然，这种效用对实热证的作用不大，但是对于一些虚性的疼痛是有效的。也有不少体型瘦弱的人，在紧张的时候容易出现腹部绞痛，这时候吃些甘草也有缓解作用。

艾草

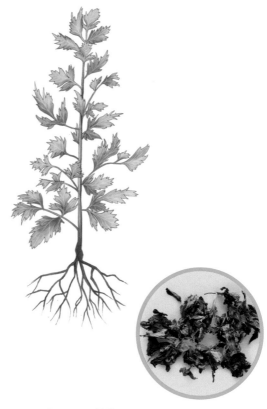

图 1-33　艾草

性味：味辛苦，性温

功效：温经止血，散寒调经，安胎

　　以往家里要是有田地的话，在田埂边或是屋后，不少人家都会栽种一些艾草。它们很好打理，不需要花费太多心思，便能长成一大片。春天发出的嫩艾叶可以采来炒蛋或是煮汤，月经快要来潮的女孩吃了手脚暖和，经期不会怕冷、痛经；夏季艾草变老后，割下晾干，就可以做成艾炷或是艾条。民间谚语说："家有三年艾，郎中不用来"，说的便是艾灸的治疗作用。

小腹冷痛：这是不少女生在经期容易出现的症状，常常要抱紧暖水袋敷着小肚子，要不然会觉得小肚子又冷又痛，有些人甚至会痛到手脚冰凉。在这种情况下，艾草的外灸或是内服都是有帮助的。艾灸就是点燃艾绒，贴近局部皮肤，能起到温暖气血、加速血液流动的作用。艾草本身就有温经的作用，内服也有效，尤其是月经后期经血淋漓不尽，血色淡或偏暗，小肚子又很怕凉的时候，内服艾草还可以止血。

同理，冬天手足冰凉时，艾草也帮得上忙。干艾草味道会比较苦，嫩艾草更适合直接吃。它多少会带有一点儿烟熏的味道，汤水可以适当掩盖。

夏枯草

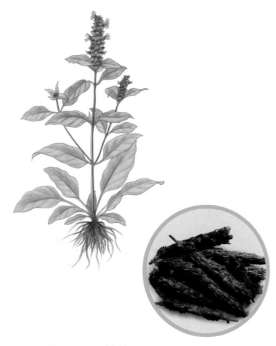

图 1-34　夏枯草

性味：味辛苦，性寒

功效：清肝明目，散结消肿

夏枯草药如其名，个性鲜明。在古代，野生夏枯草乃是冬季发芽，到了来年夏至前，夏枯草就会准时枯死。因此，当它小麦一样的果穗完全变成红色前，要及时收采。这种冬夏颠倒，与其他草本植物截然不同的习性，某种程度上也造就了它的药性。

眼睛红肿： 夏枯草是一种清热的药材，尤其适宜用于夏季最炎热的时候，能使得上亢的火气自然退却。它是广东凉茶的配料之一，原则上讲，各类人体上部的火热证，例如口舌溃疡、流鼻血等都能治，但它最擅长的还是治疗眼部的上火，对眼部红血丝明显、胀痛又有热感的人最适合。这种情况常常见于熬夜或是吃了太多油炸食物后，火气上冲头面，而夏枯草能散开聚结于此的火邪。临床上也会用它治疗甲状腺疾病，但一定要在医生的指导下使用。

白花蛇舌草

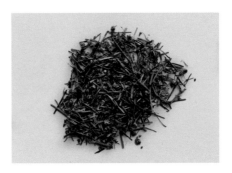

图 1-35　白花蛇舌草

性味：味微苦甘，性寒
功效：清热解毒，利湿通淋

这是一种长在田埂路边的常见小草，不少人还会特意把它移植到自家花盆中，夏季时可以采来煮茶喝。潮汕人会把这类草药熬出的茶称为青草水，白花蛇舌草加黑糖便是很常见的配方，有清热利湿的作用。甚至有些家养猫咪也会主动去啃白花蛇舌草，不知道是不是和人类一样，把它当成一种去火的材料。

小便涩痛：这是民间用白花蛇舌草的指征，即小便不通畅、尿色偏黄、气味比较重、有灼热甚至疼痛的感觉。这些症状不仅是人在夏季炎热的气候下易出现，有时候吃多了香燥的食物后也容易出现。嘴巴里也会觉得很不清爽，有些黏腻不适的感觉。而白花蛇舌草可以把体内的湿热通过小便清除掉，有一定的利尿作用。

蒲公英

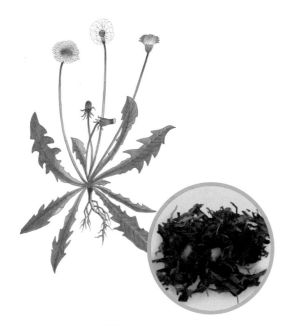

图 1-36　蒲公英

性味：味苦甘，性寒
功效：清热解毒，消肿散结，利湿通淋带着毛茸茸种球的蒲公英，是小孩子们最喜欢的野花了。从春季开始，蒲公英就遍地开花，它的花期会一直持续到初秋，生命力非常顽强。国外野餐时常会准备蒲公英沙拉，用它的黄花和绿叶拌上各种蔬菜和水果，颜色非常好看。对我国老百姓来说，蒲公英更是一种熟悉的野菜。据《救荒本草》里记载，蒲公英又叫孛孛丁菜或黄花苗，饥荒年代粮食不足，人们就会挎着篮子到野地里挖蒲公英的嫩叶。

　　皮肤痈脓：据医书记载，饥荒年代，因为胃火过亢但又缺东西吃，不少饥民会得胃病，皮肤也容易红肿化脓。但医生发现，吃了蒲公英的人得胃病的很少，便觉得这种野菜应该有一定清胃火、护脾胃的作用。后来，很多热性的皮肤疾病都会用到它，像痘痘后期的红肿发炎、乳腺炎的化脓等。体内湿热过盛的情况也用得上。

木棉花

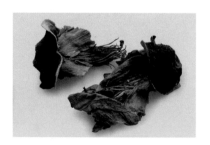

图 1-37　木棉花

性味：味甘，性凉
功效：清热利湿，解毒止血

在岭南，初春时分的木棉花是一景。花先叶而出，冬季落光叶子的枝条上，先是凸起几个花骨朵，继而绽开朵朵木棉花。大朵的木棉花一旦掉在地上，马上就有人捡了去，像风铃一样串起来，吊在屋檐下，或者找块空地一排排摊平了晒干，干木棉花便可以收到厨房里当汤料了，还可以和金银花、槐花、葛花、菊花一起做成五花茶。

痔疮出血：木棉花早期用于治疗痢疾，当时有不少得了这种病的人会严重腹泻，这种病现在已经很少见了。现在多用木棉花治疗湿热导致的腹泻和痔疮出血，尤其是后者。木棉花色红入血，在清除肠道垃圾（湿邪）的同时，还能凉血止血。住在广东的人，常常在春季收下木棉花，待炎热的夏季到来便可以用于煲汤，对于湿热体质的人也有好处。

食物类

一些日常的食材，它们还有令人想不到的药效。其实，很多食材没能进入药房，不一定是因为它药效不足，也可能是因为它不易保存，需要鲜用，有许多水果其实也属于这一类。但在厨房里烹调养生菜肴时，就完全不受这种限制了。清代的江南医家治疗一些发热性疾病时，就喜欢把梨汁、甘蔗汁等加到药方中，不仅使药汤变得很好喝，生津退热的效果也会更好。把这些材料好好利用起来，确实也可以应对不少问题。

木耳（银耳）

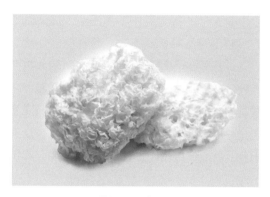

图 1-38　银耳

性味：味甘、淡、平，无毒

功效：滋补生津，润肺养胃

木耳和蘑菇类似，也是一种食用菌。按它们颜色的不同，老百姓会把木耳简单分为黑木耳和白木耳，后者又称雪耳或银耳。木耳有滋阴的作用，不同的是，黑木耳有一定经后止血的作用，月经后期出血总是量不多但是不干净时，不妨吃些；而白木耳则更偏于滋润皮肤，一碗甜甜的冰糖银耳羹，是许多爱美女生最爱的甜品，喝完不仅口舌生津，感觉皮肤都水润起来。除了做甜品，炒各种菌类时放几朵银耳，可以给菜肴增加清甜脆嫩的口感。银耳炖煮后的汤汁十分浓稠，含有丰富的胶质，尤其擅长滋润肺胃二脏。

干咳、肤干：银耳擅长滋阴润肺，可以帮助缓解肺阴不足的咳嗽。这种咳嗽常与干燥有关，表现为干咳无痰，而且往往是咽喉一干就容易发作。同时还会伴有口干咽燥、舌红少津等症状。而这时食用滋养肺阴的银耳，可以补充肺脏缺少的津液，起到润肺镇咳的作用。搭配上同样具有润肺作用的雪梨，制成雪梨银耳羹是一道不错的食疗佳品。秋冬季皮肤偏干燥时，吃它也有帮助，因为肺中的津液不仅滋润咽喉口舌，也滋润我们的肌肤毛窍，补肺阴自然也起润肤的作用。

　　然而，能够滋阴的银耳不适合风寒咳嗽的人食用。风寒咳嗽是由于风寒侵犯肺脏，肺受了寒导致人咳嗽发作，咳嗽前常常会觉得喉咙发痒，往往还伴有怕冷、喷嚏、流涕等症状；在风寒没有完全祛除前，吃银耳怕是会雪上加霜，从而加重咳嗽的症状。因此，在使用银耳镇咳时，要注意加以辨别。

桑葚

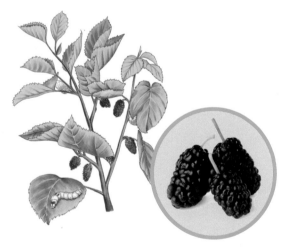

图 1-39　桑葚

性味：味酸、甘，性寒
功效：滋阴补血，生津润肠，明目

古诗中说"把酒话桑麻"，从古时候起，桑树就是非常重要的经济作物：它的叶子能养蚕宝宝，果子更是鸟儿都抢着吃的美味。桑葚，是桑树的成熟果实，它的外形由一颗颗小果聚集而成，颜色紫红而黑。酸甜可口的桑葚，可以榨成清凉解渴的桑葚果汁，还可以做成桑葚果酱，稍微涂一点在吐司面包上便非常可口。人们都知道桑叶能入药，其实甜甜的桑葚晒干之后，也有滋补阴血的功效。

头晕眼花：桑葚的特点是汁液又浓又稠，小时候边摘桑葚边吃的我们，谁不是带着一双紫红色的小手和几乎染黑的牙齿回家的呢？紫红的桑葚能够滋阴补血、补益肝肾，它和枸杞子的药性有些相似，也有养肝明目的功效，不同的是桑葚性寒，滋阴的力度更强。

有些人上了年纪以后，动不动就容易头晕眼花，而且一生气就发作，还伴有腰膝酸软，中医把这种情况叫作阴虚阳亢。肝阴就像是库存的汽油，当补充跟不上消耗的速度，就会出现亏虚；人体就好比一个罐子，如果体内的阴血充盈，就像罐子里装满了水，轻微的一点拨动是不会使罐子动摇的；但如果阴分亏虚，罐子里只装了一点水，外界稍微晃动水很容易"摇摇晃晃"，因此会头晕眼花。这时用甘甜多汁的桑葚可以滋补阴分，但它性偏寒凉，从长期食用的角度而言没有枸杞子稳当，容易脾虚腹泻、大便稀溏的人也不适合。

桑葚也有一定乌发的作用。过早长白发往往都因肾阴不足，而桑葚能补肾阴，滋养头发。

益母草

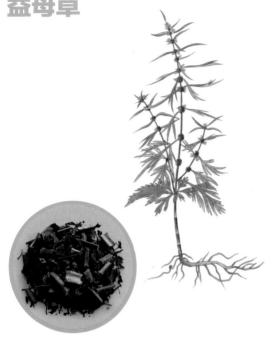

图 1-40　益母草

性味：味辛苦，性微寒
功效：活血调经，利水消肿，清热解毒

潮汕人和客家人都爱喝益母草汤，这也是一种很好养活的小草。采下其春季发出的嫩茎，连着叶子一起放到清汤里，加些带点肥肉的猪肉，或是各种猪杂，煮熟便可以摆上餐桌。嫩益母草微微带苦，口感很特别，较之豆芽更有纤维感，但又不至于有菜渣，不少人爱用这清汤来煮面。可惜的是，这种美味只在特定的季节能吃到。等益母草长大一些，根茎就会"变老"，药效会更强，晒干后便能入药，但那时已经不好吃了。

经后不尽：益母草调经的作用广为人知，尤宜用在月经后期。女生们会用益母草加上猪血或是猪肝煮汤，既能补养身体，又能借助益母草的力量排净瘀血。一般来说，益母草适用于经期后仍有少量出血、经血颜色很淡或淤暗，或是经期容易伴有水肿、经后方能消肿的人群。益母草的化瘀和消肿其实是同一原理，即促使体内的瘀血、水湿排出；它没有补养的功效，如果是本身血气不足的女性，吃的时候要多搭配一些肉食。

茼蒿

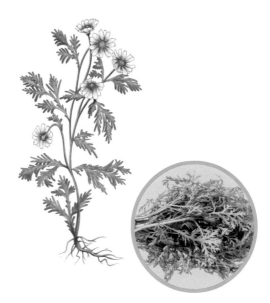

图 1-41　茼蒿

性味： 味辛甘，性平
功效： 化痰消食

茼蒿是冬季到初春间的时令蔬菜，味道甘甜，又带有一种和菊花相似的香味，凉拌、清炒或是放在火锅里都很合适。《本草纲目》中说它可以"安心气，养脾胃，消痰饮"，脾胃虚寒、容易内生痰饮的人，吃它最合适。尤其是在假日聚餐时吃了太多肥腻的食物，或是咳嗽、咳痰的后期，想多吃些青菜进行调理，可以用茼蒿煮菜汤喝。

山楂

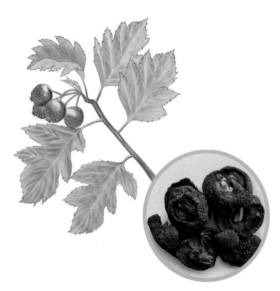

图 1-42　山楂

性味：味酸甘，性温
功效：健胃消食，行滞散瘀

　　山楂一般成熟于秋季，也是从这个时候起，冰糖葫芦在大街上开始多了起来。鲜山楂直接吃酸掉牙，但如果表面浇上糖浆或是滚上糖霜，酸酸甜甜的味道没有哪个孩子不爱。山楂往往是家长愿意"网开一面"的零食，因为它有消食开胃的作用。

食积痛经：这两种用途，前者是大家所熟悉的，饭后不消食，肚子胀得不舒服，人们常会找点山楂吃。山楂作为药物用时，还可以化瘀。人体的瘀血不一定是实质的瘀块，如同城市里拥堵的街道，在某个路口可能会特别堵，气血停留在这里走不动，就是一种瘀滞的状态。如果用一些猛烈的活血破血药，起效很快，但是会把气血挤散了。对于体质强壮的人来说倒无妨，但气血不足的人吃了可不好受。

而山楂化瘀的特点在于收敛酸通，它能把气血聚拢在一起并促其下行，就像挤牙膏一样把瘀血"挤出去"，慢慢地化开拥堵。这种功效不仅可用于治疗伴有瘀滞的消化类疾病，女生痛经的时候也用得上。

苦瓜

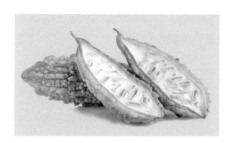

图 1-43　苦瓜

性味：味苦，性寒
功效：清热解毒，祛暑

苦瓜，又称凉瓜，因其凹凸不平的表面，还称为癞瓜、癞葡萄。我们常吃的苦瓜其实是它青涩的未成熟状态，这时的果实有一种独特的苦味，口感脆爽。苦瓜可以做成许多美食：苦瓜炒蛋、肉酿苦瓜、苦瓜黄豆猪骨汤，它还能榨成苦瓜汁，做成苦瓜柠檬茶，摇身一变成为深受现代年轻人追捧的新式养生茶饮。苦瓜虽苦，但它的苦味对我们的身体很有益处，不仅能够清热解毒，还能祛暑，怪不得广东人会说"苦瓜不苦不够味"。

心烦口渴：从凉瓜这个名称中就可以看出苦瓜具有寒凉的特点。寒凉的它可以用于热性的症状，能够清热解毒、祛暑。人们尤其爱在夏天吃苦瓜，因为此时气温高，人都比较容易上火。火气轻微的时候，人不一定有特别明显的症状，但会觉得容易心烦，口也干渴，会很想喝些味浓的汤水。

这时候，苦中带甘的苦瓜汤正是人们所需要的，上火导致的口干舌燥、口舌生疮、目赤肿痛等不适都可以请它来帮忙，也有一定祛暑的作用。而且它还是瓜类，具有天然的生津功效，对于干渴很有效果，因此也有不少热性体质的糖尿病患者爱用苦瓜干泡茶喝。但要注意，苦瓜是寒性的，长期食用一定要注意脾胃是否能耐受。

萝卜

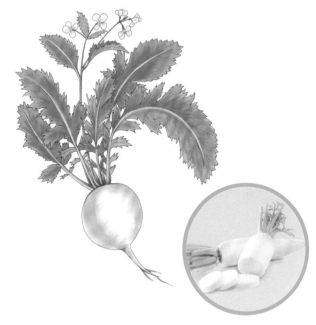

图 1-44　萝卜

性味：味辛甘，性平

功效：健胃消食，镇咳化痰

　　萝卜是一年四季都能吃到的蔬菜，但还是冬天的它最甜、最可口。萝卜也是各种食疗方里最常用的材料：冬季搭配具有滋补作用的食材吃，诸如羊肉，可以开胃助消化；咳嗽后期，喝生姜萝卜汤辛散化痰；便秘或是胃肠胀气的时候，吃萝卜也能下气化痰。它的吃法也很多样，萝卜生吃，可行气下气，乃因生吃可以充分保存它的辣味，在北方有可以直接吃的心里美萝卜，在南方有腌好的萝卜凉菜。如果要取它偏补、偏润的功效，就要煮熟、煮透才行。因此中医也有萝卜"生用行气，熟用滞气"的说法，从这个角度而言，只有生萝卜会和补气的人参相冲，熟萝卜其实无碍。

痰多气滞：萝卜消食的原理和山楂、麦芽等不一样，它具有行气的功效；因此哪怕是吃得不多，但总觉得气滞腹胀的人，也可以用上萝卜。尤其是那些平素就痰多的老人，出现消化不良、胃肠胀满时多吃萝卜，下气的同时还能化痰。如果是脾胃偏弱的人群，吃萝卜时要多加些生姜，煮水后以饮用为主，效力会更柔和。

梨

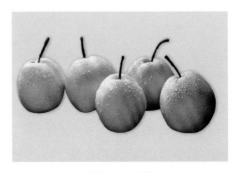

图 1-45　梨

性味：味辛苦，性寒

功效：除烦止渴，润肺镇咳

说起梨作为食疗材料，很多人首先想到的是冰糖雪梨炖川贝。经典的做法是选一个上好的秋梨，对半切开后放入几颗川贝母；把梨子合起来，加上冰糖和适量清水，采用"隔水炖"的方式炖好几个小时，直到糖水和川贝的药力都渗入梨中，再把梨肉连汤一起喝下就行。选用梨子，不仅因为梨汤好喝，还因为梨子汁水清润，对于肺热咳嗽再好不过。

口渴热烦：虽然炖雪梨往往是秋季的汤品，但鲜甜可口的梨，在炎热乃至燥热的天气里都可以吃。尤当夏季热到心烦，很想喝口凉的时，清凉的梨汁能解除这种烦躁。其实许多水果的特性都与梨相似，即味甘而多汁，有生津的功效；但其中又以梨的汁水最为清润，成为医家爱用的水果。

茶饮类

林语堂曾说，"只要有一只茶壶，中国人到哪儿都是快乐的。"不只有茶叶可以泡茶，各种本草也可以制作茶饮，这使得我们日常的茶水变得异常丰富。在奶茶出现之前，人们自制的茶饮就有很多种类：夏季劳作时，在田边采一把薄荷叶，投进盛放开水的水桶里，放凉后就是碧绿清凉的薄荷茶；去茶馆里喝茶听说书，茶博士端上来一碗加了冰糖和枸杞子的菊花茶。更不用提崇尚养生的当下，商务应酬时的陈皮茶，老师们爱泡的罗汉果、胖大海茶，减肥人士的荷叶茶……家里备着这些材料，不仅自己用得着，客人来时还能端出各色茶水。

茶叶

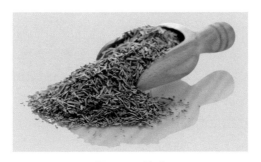

图 1-46　茶叶

性味：味苦甘，性微寒 / 微温

功效：清利头目，利尿消食

茶水确实是中国最古老的饮料了，在咖啡风靡的当下，谁能想到 200 年前我们可是向世界出口茶叶的。茶对我们来说太平常了，甚至意识不到它所发挥的作用。当然，不少人知道茶叶是可以提神的，在工作或是会议前，常常要先给自己泡上一杯浓茶。饭中和饭后，人们也是爱喝茶的，潮汕人更是到哪里都要带上茶盘家伙。

不同的茶叶寒热有异，一般而言，按发酵的程度和制作次序不同，可以分为绿茶、红茶、黄茶、黑茶、白茶数种。绿茶便是完全没有发酵过的茶叶，因此性微寒，清热利尿时用它；而与之相应的红茶、黑茶则是充分发酵过的，因此性质和暖，上了年纪或是胃不好的人应该喝这一类茶。半发酵的黄茶和白茶，寒热之性相对居中。

饭后饱胀：老人常说，空腹不可喝茶，会"绞没了油脂，令人饿到胃痛"。这正好反映了茶叶消食的效用，饭后配茶成了中国人的日常习惯。譬如《红楼梦》里写道，林黛玉第一次上外婆家时便发现这里喝茶的习惯与自家不同，林家的教导是务必等饭后消化一会儿才能开始喝茶，否则会伤脾胃，但贾家餐后很快便捧上茶来。这也说明了人们对茶认知的不同。

以茶性而言，它有升提的功效，能提神，也能消食；但茶叶并不补气，因此林家才教导女儿要待"饭粒咽尽，过一时方吃茶"。也就是说，脾虚气不足的人，茶反而要少喝，更要避免空腹或特别饱胀的时候喝。

薄荷

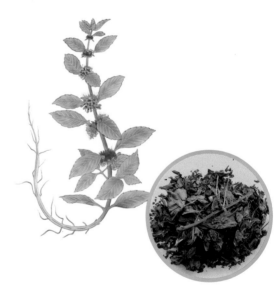

图 1-47　薄荷

性味：味辛，性凉

功效：疏散风热，清利头目，利咽透疹，疏肝行气

薄荷用于泡茶，自古风靡至今，它那独特的清爽口味是其他食材无法取代的。薄荷虽然是有数年寿命的草本植物，但秋冬时地上的茎叶常会枯萎，只有在夏季才能采到新鲜的薄荷叶。因此，除了在阳台上种一棵可随时采食的薄荷，厨房的柜子里也不妨备着干薄荷叶，以便随时享用。

烦热闷胀：夏天农民劳作时，如果能在田边采到几片薄荷叶，便会揉碎敷在太阳穴上，不仅让人头目清凉，还能预防中暑。大家外出时，也爱带薄荷味的清凉油或是香薰笔，车厢里空气浑浊、令人闷胀时，闻一闻就会好很多，这就是古籍里记载的"清利头目"的功效。薄荷这股清新的气息，能疏导体表瘀滞的气，引导它向外透发。它尝起来是辣的，会在嘴里留下持久的清凉感，因此可以自内而外地透发体内的"郁火"，既可以治疗风热型感冒，当肝气瘀滞又夹热时，薄荷茶也能将火气发出来。

菊花

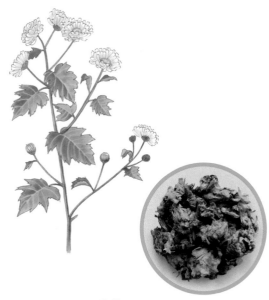

图 1-48　菊花

性味：味辛甘苦，性微寒

功效：疏散风热，平抑肝阳，清肝明目，清热解毒

在粤菜餐馆里吃茶点时，点菊花茶往往是待客的最高规格。用于泡茶的干菊花可以分为很多种，一般来说，杭白菊偏于养肝明目，黄菊偏于清热降火，还有一类药性更凉的野菊花，具有清热解毒的功效。泡茶的时候，看着花瓣在杯子里舒展开来，也是一件赏心悦目的事。颜值颇高的菊花，还会被做成晶莹的菊花冻，单吃或是泡在椰汁里都非常合适。

眼部不适：菊花配枸杞子应该是大家最熟悉的搭配了，很多人都知道眼睛不舒服时要去泡一杯这样的茶。这个搭配中，枸杞子扮演的是补的角色，而菊花则具有清肝火的作用，尤其是上浮于头目的些微火气，不必喝凉茶，有时靠着菊花也能压下去。此外，平素肝阳上亢的人，发作时往往会觉得眼睛胀得厉害，这种情况也常见于高血压患者，菊花平抑肝阳的作用便能帮上忙。即使没有这样的病史，有些学生或是年轻人，学习时用眼过度，也常会出现眼睛乃至头部胀满的感觉，菊花茶正适合在这时摆上案头。

陈皮

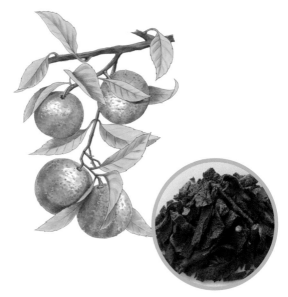

图 1-49　陈皮

性味： 味辛苦，性温

功效： 理气健脾，燥湿化痰

陈皮也是近些年大火的养生药材，一般而言，年份越久的陈皮，价格越贵。在刚收采时，它也不过是橘子的外皮，只有晒干后经过至少 1～3 年的缓慢发酵，味道变得越来越浓郁而醇和，这才是有药用价值的陈皮。因此民间才会有"一两陈皮一两金，百年陈皮胜黄金"的说法。现在最流行的吃法，是把陈皮切丝或是掰成小块，加在茶叶里一起冲泡。

胃胀嗳气： 陈皮保留了橘子本身的香气，而且随着时间的推移，这股香气变得很醇和，能够帮助脾胃之气运行。脾胃气滞，最容易表现为饭后胃胀，似乎有股气顶在心口，如果能打个嗝，吐出一些气来，人就会觉得舒缓些。陈皮的作用在于，它能加速胃气的运转，因此饭前喝能开胃，饭后喝则能助消化。

陈皮还有一定化痰的功效。有些人虽然没有咳嗽或呼吸系统疾病，但总时不时吐出一点痰，量不算多，但质地很黏腻，这种情况也可以试用下陈皮，用它帮助脾胃化痰湿。

玫瑰花

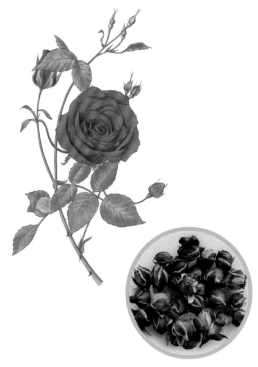

图 1-50　玫瑰花

性味：味甘微苦，性温

功效：疏肝解郁，活血镇痛

玫瑰花茶是女生的最爱。即使不知道它的功效，闻着那股香气，再看着漂亮的花瓣漂在茶汤里，喝茶的人也会心情愉悦。泡茶用的干玫瑰花是含苞待放的玫瑰花骨朵，捧在手上便能闻到花香味。除了泡水，它还可以混入糕点中做成玫瑰饼、玫瑰糕，还有人把它做成香甜的玫瑰果酱。

经前乳胀：这是许多女生都会有的小困扰，经期前会觉得胸部又痛又胀，要是不小心碰到了会更难受，有时和情绪有关，尤其在压力大、生闷气的情况下加重。中医一般从疏肝解郁的角度去调节情绪，玫瑰花便具有这种作用。它色红又香，既可舒发郁滞的肝气，又能活血；经前喝杯玫瑰花茶，既能促使经来顺畅，又能缓解胸部的胀痛。平时如果容易闹小情绪，玫瑰花也能帮助我们舒缓情绪。

荷叶

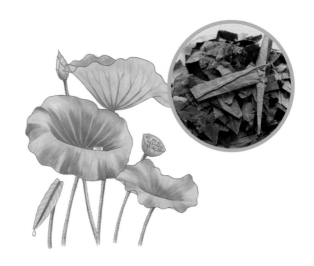

图 1-51　荷叶

性味：味苦涩，性平
功效：清暑利湿，升阳止血

荷叶也是一味不起眼的食材。虽说它不能直接食用，但用荷叶包裹做出来的饭菜特别香。广东的荷叶煲仔饭和荷叶糯米鸡，都是用干荷叶包好食材，在蒸煮的过程中，米饭会吸收荷叶的清香，一开锅香气扑鼻。现代人爱用荷叶减肥，不少人喜欢用荷叶加上山楂等煮减肥茶。

胃部胀满： 除了解暑，荷叶对于消化不良症状也有一定作用，中医将其功效总结为升发清阳。用荷叶裹米饭，不仅是制作美食的方法，也是制作药丸的一种方法。有位古代名医就用这种方法制作消食的药丸，他认为加入荷叶后，可以升发脾胃中的清气。尤其是当进食太油腻的食物后，荷叶可以帮助人体消化，这也是为什么有些人会用它减肥的原因。

白茅根

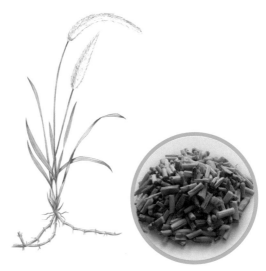

图 1-52　白茅根

性味： 味甘，性寒
功效： 凉血止血，清热利尿，清肺胃热

白茅根是一种长在池塘边或是小河边的野草，开花时连成一片银白色的花海，是漂亮的风景。它不仅可供观赏，根部也是可供治病的药材。白茅根水甘甜解渴，夏天喝可以预防暑热带来的小便刺痛；农村有些孩子中暑发热，家中老人也会赶紧煮一碗，有清热退热的作用。

牙龈出血／鼻血：除了清热利尿，白茅根还有凉血的作用。甜甜的白茅根甘寒生津，本来就是一味从水里长出来的药材，自然也保留了水的清凉之性，对于过于燥热（常常发生在饮食不节后）导致的牙龈出血、鼻出血等也有止血的作用。尤其是在秋季，不少人的鼻黏膜因干燥而出血，抑或出现咽痛，喝上甘甜的白茅根水，非常有效。

罗汉果

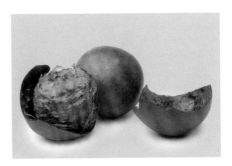

图 1-53　罗汉果

性味：味甘，性凉
功效：清肺利咽

甜甜的罗汉果是人们常加在茶水里的配料。它的外形像个圆滚滚的小球，敲开表面那层脆壳，里面是瓜瓤样的种子。不论是壳还是内瓤，这种果子都带有一种浓郁的甜味，只要拿一小块，就可以泡出一大壶甘甜的茶水。遇上肺热咳嗽的小朋友，医生常常会在药汤里加一点罗汉果，既可以改善口味，又有镇咳的效果。长期说话用嗓的人也爱用它泡茶喝，有滋润咽喉的作用。

咽痛、咽干：罗汉果其实很适合老烟枪，香烟属于热毒，长期吸烟，不少烟民的嗓子会变得又干又哑。罗汉果在甘甜滋润的同时，性凉还能清热，对于缓解烟嗓有好处。吃了煎炸辛热食物之后，不少人也容易出现咽痛，这时候用罗汉果泡水也可以镇痛利咽。它甚至还有一定的通便效果，这都要归功于它清肺热的作用。

杂粮类（粗粮类）

五谷杂粮是主食中重要的组成部分，以往因为大米产量不够，人们不得已才吃五谷饭；但现在的人为了追求健康，经常会在粥和饭里加些小米、紫米之类的粗粮，以及小麦、大麦、豆子、番薯、玉米等。现代营养学认为，在膳食里多加些粗粮，可以补充多种维生素，同时也有促进肠道蠕动、降血脂等好处。而从中医的角度看来，五谷各有特点，有入心、入脾、入肝等不同特性，因此，顺应着身体所需换不同的谷物吃，对于脏腑的调和也有好处。

小麦 / 麦芽

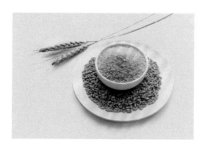

图 1-54　小麦

性味： 味甘，性微寒（麦芽性平）

功效： 养心除烦（麦芽消食和中，回乳）

小麦被称为心谷，中医认为麦子入心，再加上它微寒的特性，在养心的同时还能除烦。对于那些工作繁忙、劳心劳力的人来说，香甜的小麦茶尤为解压。

麦芽的用途更多。种子萌芽会带来无限生机，而麦芽作为小麦发芽后制成的中药，也有着强大的生发活力。麦芽可以分为炒麦芽和生麦芽两种。生麦芽的生发疏散之力更强，擅长疏肝回乳，常用于情志抑郁、乳汁淤积。把生麦芽炒熟后做成炒麦芽，火炒可激发出谷物的馨香，熟透了的麦芽能更好地帮助脾胃消化，在食积腹胀、胃口不佳时可以使用。

通乳回乳： 麦芽看似平平无奇，在妈妈们哺乳期前后却能发挥重要的作用。麦芽水有回乳和通乳双重作用：在大量使用炒麦芽（每次 100～150g，加水 1 500ml，加水煮开，小火熬15 分钟）的情况下，发挥的是麦芽的疏散功能，可以疏散乳房里聚集的气血，减少回乳；而小剂量使用生麦芽（15～30g）

时，发挥的是疏通作用，不仅可以减轻乳房的胀痛，还能帮助乳汁顺畅地排出。

生麦芽的疏通功效，对于人们平素因负面情绪导致的胃口不佳，中医称之为肝郁克脾的情况，也能起到一定的治疗作用。

黑豆

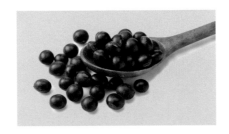

图 1-55　黑豆

性味： 味甘，性微寒

功效： 养心除烦

豆类定然是厨房里颜色最丰富的杂粮，常用的豆类有绿豆、红豆、黑豆、黄豆，南方还爱用白豆煮汤、赤小豆熬水。和人们相伴了这么多年，豆子会被"开发"成不同药材。除了书里提及的豆豉，还有一味药叫大豆黄卷，是把黑豆（也可能是黄豆）泼上水盖上湿布，让它在不见光的环境下发出一小段芽，晒干后入药，有开胃解表的作用。因为制作比较烦琐，这种药材现今已少见。但是，豆子利水消肿的特性，老百姓们依旧用得纯熟。

水肿烦热： 黑豆和绿豆，在药性上有相似的地方，只不过绿豆更多用于清热，而黑豆利水消肿的特点更突出。潮汕人在夏季爱煮的黑豆熟地黄水，是三伏天里各家饭馆待客的消暑茶饮。中医认为黑豆个头大、质地沉，在豆类中最具养阴功效；同时它也保留了豆类利水、行水的特性，夏天喝黑豆水，有一定养阴的功效。再加上它是种子，有萌发的特性，能够去除脾胃里的水湿。

　　夏季小儿发热，中医有道方子名为三豆饮，就是用黑豆、赤小豆、绿豆加一点甘草熬成的。虽然组成看着很平常，但对小孩夏季发热有效，而且又好喝。

赤小豆

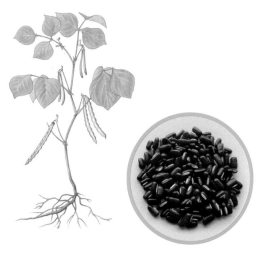

图 1-56　赤小豆

性味：味甘酸，性平
功效：利水消肿，解毒排脓，利湿退黄

虽然都是红色的豆子，不同于红豆的圆润软糯，赤小豆形状细长、不易煮软、口感较硬，但利水效果也更为显著，可以用于改善肢体水肿胀满等水湿犯表的症状。正因如此，它还被很多商家宣传成减肥茶饮的主要组成部分，但也不能盲目选用。在豆类中，赤小豆应该算是利水排脓功效最强的一种。

皮肤脓肿：《本草新编》载："赤小豆，可暂用以利水，而不可久用以渗湿。"也就是说，在一些急性的情况下，例如因湿热导致的突发水肿或是皮肤的化脓红肿，用赤小豆是合适的。但如果是长时间湿气缠绵不化，往往原因会更为复杂，而且常与脾虚有关，只有单纯利湿作用的赤小豆便不宜使用了。

除了利水，赤小豆还有解毒排脓的功效，简而言之，这是一味善于排出人体内水湿／脓液的豆子；但正因为它的利湿作用强，中医会认为"瘦人不宜多食"，也就是本身干瘦、血分不足的人不能用它，以防耗伤人体原本的津血。

番薯

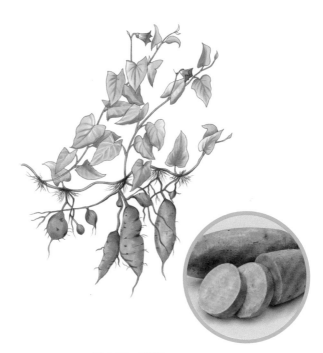

图 1-57　番薯

性味： 味甘酸，性平

功效： 补气生津，润肠通便

　　番薯是一种特别实惠的农作物，好种易活，也不需要太精细的打理，在过去是很重要的口粮。但番薯吃多了，人会胀气和反酸，因此当不缺大米时，人们自然也不会选择这种粗粮作为主食。不过，番薯自然也有它的优点，纤维含量高的它可以帮助排便，可解决不少人便秘的苦恼。此外，它的饱腹感强，有控制食欲需求的人也爱用它当主食。

便干、口干：如果是实热性的便秘，甘甜却容易使人胀气的番薯显然是不适宜的。番薯适合脾胃稍虚一些的，尤其是脾虚的同时又伴有津液不足，容易出现大便干、口干的人。毕竟，番薯具有一定补脾胃的作用，而且它也偏于生津润肠，对于大便干结的情况有效。

山药

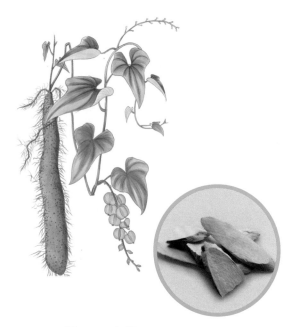

图 1-58　山药

性味：味甘，性平
功效：补脾养胃，生津益肺，补肾涩精

山药是餐桌上常见的菜品，也称淮山，古时候又称薯蓣。在日常生活中，山药既可以和大米一起煮粥，也可炒菜、炖汤，甚至能做成甜品，即使用切片山药油煎也是一道美食。新鲜的山药黏液丰富，较之干山药，在健脾补气的同时，还有一定益阴生津的作用。

身体瘦弱：《神农本草经》中说，山药有"益气力、长肌肉"的作用，长期吃可以"耳目聪明，轻身不饥，延年"。山药清淡又有补益作用，特别适合胃口不佳又身体瘦弱的人吃。它益气又养阴，多吃久吃也不上火，很适合气阴两虚的人调养用。

多尿、易泻：很多人都知道山药有健脾补脾的作用，尤其是脾虚导致大便长期不成形的人，吃它最合适。但山药的用途可不限于止泻。详细说来，虚性的腹泻，往往是因为身体没有办法很好地代谢水液，导致这些本该留在人体内部的"精华"，渗漏到体外；因此，脾虚不摄不仅会导致腹泻，还可能出现白带增多、尿频尿多、遗精等症状，治疗这些症状，山药都可以帮上忙。

孕妇或产妇、正在长身体的小儿以及健康人群也可食用。由于山药具有补益的作用，故不适合体内已有积滞的人，即常表现为腹胀、食积、舌苔厚腻等人。

薏苡仁

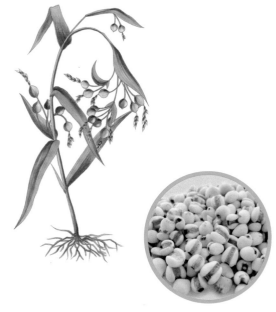

图 1-59　薏苡仁

性味：味甘淡，性凉

功效：利水消肿，渗湿，健脾，除痹，清热排脓

　　小珍珠似的薏苡仁，也是养生时常用到的食材。除了煮粥和炖汤外，闽南地区还用它做各式糖水。近年来，不少餐厅特意准备薏苡仁生姜茶或是薏苡仁赤小豆水，因为主打祛湿的功效，很受食客欢迎。它的味道很淡，加在各种汤水里一点也不突兀，只是会使得汤水带有点淀粉般的黏稠。

　　关节肿痛：薏苡仁确实很适合在潮湿的南方使用，它化湿的特点是速度慢，就像水渗入土下一样，薏苡仁的作用是一点点地引导体内湿邪下渗排出。虽说是个"慢郎中"，但这也是一个优点：尤其是在南方这种雨湿缠绵不断的地方，湿邪往往弥漫在人的全身，用薏苡仁一点点地清除掉，稳妥又安全。它尤其适合用于关节因湿气而麻木疼痛的情况，这种痹痛往往在潮湿天气或是环境下发作，疼痛不一定剧烈，但总有种非常酸重的感觉，用薏苡仁配上一些祛风湿药，是医生的惯常做法。日常调养时，也适合水湿困阻肢体、自觉沉重酸胀的人吃。薏苡仁因为效力柔和，用量可以适当大一些，20～30g以上皆可。

莲子

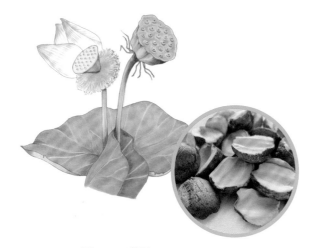

图 1-60　莲子

性味：味甘涩，性平
功效：固精止带，补脾止泻，益肾养心

每年夏季是鲜莲子上市的季节，菜摊上常摆着带露水的碧绿莲蓬，拿回家还可以插在花瓶里观赏几天，等它干瘪了再把莲子挖出来。也可以买去壳的莲子，有些摊主还会把味苦的莲子心都挑掉，便可直接食用了。干燥后的莲子可以保存很久，也可以磨粉做各种糕点，有些地方直接把莲子烘熟再滚上糖霜，就是一口一个的糖莲子。其实莲子心也是有用的，晒干后留下来，心火盛的时候泡水喝，可以清心下火。

白带过多：莲子和山药的功效有许多相似之处，它们都有补脾胃的作用，促使大便成形、减少腹泻。两者其实都是在帮助脾胃收藏好津液里的精华，只不过莲子还兼有养心血的功效，心脾不足的人最适合吃它。这种情况在瘦弱的女性中并不少见，这类女性通常月经颜色偏淡，量不多且容易点滴不尽，平素白带量也比较多，色白而黏，总是容易弄脏内裤。这种白带过多者，常用莲子煮汤或是炖甜品吃，慢慢就会有所改善。体弱男性遗精过多，吃莲子也是一种调养方法。

百合

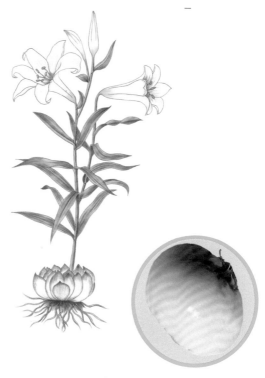

图 1-61　百合

性味：味甘，性微寒

功效：养阴润肺，清心安神

　　第一次见到百合的人，都会觉得它和水仙的球茎长得很像，可以像卷心菜一样一瓣一瓣地掰开。新鲜的百合清甜可口，可以和西芹、芦笋等带香味的蔬菜一起炒，是秋冬季的家常菜。百合晒干后会带些酸味，适合用来煮汤或是做甜品，足量的糖可以使它变得更美味。

口苦心烦：许多人都知道百合有滋润的作用，这方面它和玉竹十分相似，秋燥时节也用得上。不过，百合还有清心除烦的作用，这一点则鲜为人知。感冒或是上火过后的一段时间里，有些人会觉得口里发苦，小便也黄，虽然已经没有特别不适，但总觉得时不时莫名地烦躁。这种情况，往往是因为前面的疾病消耗了阴分，引起了内部的虚热，导致人心烦不已。甘甜多汁的百合能补充阴分，同时又有利尿清热的效果，既能补又能泻。因心烦而失眠时，人们也爱炖个百合甜汤，喝完可以安神助眠。

芡实

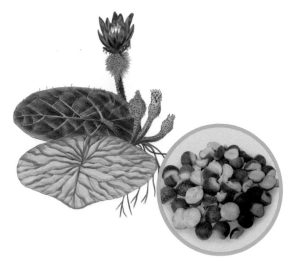

图 1-62　芡实

性味：味甘涩，性平

功效：益肾固精，健脾止泻，除湿止带在南方，芡实又被叫作鸡头米。它像睡莲一样长在水里，结果时会有一个花苞样的果子伸出水面，一头尖尖的像个带尖嘴的鸡头，打开便是一颗颗芡实。芡实的个头比薏苡仁要大一些，质地偏重，嚼起来致密而黏牙，因此烹调前往往要浸泡好几个小时，否则煮不透。除了常规的煮汤和做粥，南方还会做芡实煲，把芡实、切成小块的香芋或是南瓜一起放进砂锅中，小火慢慢熬熟，让里面的材料都变得软烂，吃起来香甜可口。

多尿遗精：芡实和莲子、山药可以并称为厨房里的补脾三宝，它们都具有健脾渗湿的作用，因此对于脾虚导致的腹泻、遗精、白带过多等都有效果。三者之中，莲子偏于补心，山药偏于补脾，质地偏重的芡实偏于补肾。芡实的质地最致密，按理来说也是三者中收涩力最强的，适合给上了年纪的人吃，只不过一定要细嚼慢咽，才能充分消化。有些人睡觉时爱流口水，吃芡实也有作用。

白果

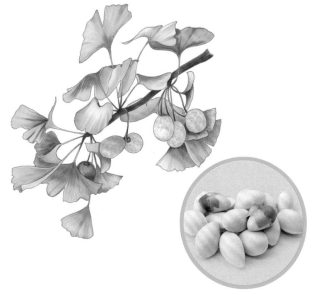

图 1-63　白果

性味：味甘苦涩，性平

功效：敛肺化痰定喘，止带缩尿

　　白果是银杏树的果子，秋季的银杏树会飘下金黄的扇形落叶，美得能让人把它捡起来当作书签。它结出的果子有着洁白而光滑的外壳，可在阳光下反射出银亮的光泽。把外壳敲碎后，里头是黄色的、软乎乎的果肉，这便是老百姓熟悉的白果。它可以用来熬粥或是做甜品，广东人还会用它炒各种时蔬，例如豆角、藕片、西芹等比较脆的食材，和白果软糯的口感配合得正好。和杏仁一样，白果生吃时是有小毒的，做之前要切开浸泡。

久咳遗尿：白果镇咳这一点，知道的人不多，因为它不是在常规感冒的情况下用，而是适用于那些平素有基础疾病，又长年久咳不止或是咳喘发作的情况。味涩黏腻的它有收涩的作用，能收敛人体的正气，使其不再外漏，因此只对体虚的人有效。

白果收敛的不仅是肺气，还有肾气，因此老人或小孩多尿，甚至出现尿床的，也可以吃些白果。以往中医有个偏方，便是每天吃 3 颗煨熟的白果，有缩尿的作用。

"药"方逐个讲

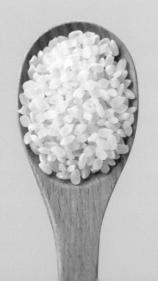

在厨房里准备好充足的食材后，就可以制作各种养生小方子了！上面介绍的这些食材，都能做出什么食疗方？又可以在什么情况下使用呢？下面我们将会为您一一介绍。

出行必备

　　都说"读万卷书，不如行万里路"。外出旅行可以给平淡的日常生活带来新鲜感，但出行途中，也可能遇上各种各样的健康小问题。旅游过程中，求医问药多有不便，不妨在出发前就做好准备，除了应急药，备好各类适宜野外或是外出时饮用的养生小茶饮，也能增添旅途中的舒适感与愉悦感。

泡温泉心慌头晕，快喝肉桂红参茶

泡着舒服的温泉，心悸乏力是怎么回事

在寒冷的冬季里，再没有什么比泡上一池热乎的温泉更享受了。近年来，各种温泉花样繁多，不仅有坐落在风景区里、可以享受自然风光的温泉酒店，也有设备先进、配有各种水上游玩设施的温泉水上乐园。爱热闹、爱新奇的人，可以在不同池子里轮番泡；喜欢安静的，也可以租个单间，在房间里独自享受。

但不管到哪里去泡温泉，都要注意自己的身体状态。这不，许多温泉池边都会挂着"年高体弱者不可久泡"的警示牌，牌子上往往还建议大家最好每泡几分钟就出浴片刻，不要一直泡在水里。

别说年高体弱者了，哪怕是健康成人，如果不留意时间，泡得过久，也会有胸闷、心慌、头晕、乏力等不适。

有什么办法可以解除这些可能的隐患，更好地享受温泉呢？

肉桂红参茶

取肉桂 5g、红参 4～5 片，放入保温壶中，加入约 300ml 的开水，泡约 15 分钟即可缓缓饮用。

建议将水壶随身携带，放置于温泉池边，每隔 10 分钟起来喝一两口，顺便让身体休息片刻，避免连续久泡。泡过的参片和肉桂也可以嚼服，效果更好。

理

补心阳、益脾胃，为心脏助力

泡温泉为何会出现上述不适呢？

当人浸泡在热水中时，全身尤其皮肤的小血管都处于扩张状态。太多的血液供应到了体表，留给内部脏器的血量自然会减少。如果平时心脏这个"水泵"的能力就不足，那就更难保证心、脑等重要器官的供血。因此泡久了以后，人就容易出现头晕、心悸等症状。

此外，泡温泉时身体的水分流失也是原因之一，一些贴心的温泉景区，会在温泉池旁边设置茶水台，提供方便的茶水、饮料补给。

单纯地饮用茶水、饮料，用于补水尚可，但却不能解决心脏这个水泵的动力问题。

肉桂、红参的加入，就大不同。

肉桂是中西方都会使用的美味调料，也常被中医作为药材使用；它药性辛温而甘甜，能御寒，中医认为它可以"引火归原"，还有温补心阳的作用。

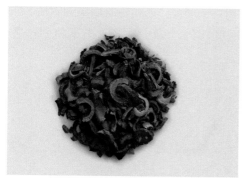

图 2-1　肉桂

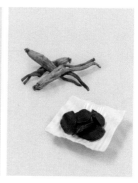

图 2-2　红参

而人参则以"大补元气"著称，经过高温炮制后做成红参，更擅长温补：肉桂得红参，如虎添翼，温补心气的作用更佳。同时，这两者都入脾经，补益脾胃，使之为心脏这个水泵提供动力燃料。

除了在泡温泉时饮用，这道肉桂红参茶也符合冬日温补的养生需求。那些平素就阳气不足的人，冷天里喝上一口，可暖到心坎里。

三伏天户外忙，清凉消暑要靠它

高温户外，暑热难耐

在南方，每年最难熬的时候莫过于蒸笼一般的三伏天了。炎热的三伏天里，人哪怕坐在房间里都汗如雨下。大家恨不得一整天都待在空调房里，不到太阳下山不出门。

然而，很多人因为工作性质的原因，常见的如环卫工人、建筑工人、外卖小哥、快递员，还有田间地里的农民，等等，仍旧要在烈日当空的户外忙碌、奔波，一干就是一整天，这份辛苦可想而知。

在这种暑气逼人的天气下持续劳作，中间又顾不上歇息，不少人一下子便中暑了。除了口干舌燥、烦躁胸闷外，有些人甚至还出现了头昏脑涨的症状，站也站不稳；到了凉快的晚上虽然好些，可第二天又得在酷暑下工作。有没有什么办法能为这些高温户外工作者们解解暑、降降温呢？

薄荷绿茶，甜淡皆宜

干薄荷叶 5 ~ 10g，绿茶 5g，放入茶壶中加开水 400ml，浸泡 5 分钟，滤过茶渣后即可饮用。放入少量冰糖或兑入少许蜂蜜，口感更好。

对于需要户外工作、不便冲茶的人，可将上述材料直接放入水壶或保温壶中冲泡；如能做成小茶包则更为方便，可以反复加水，多次饮用。这道茶饮其实也可以用冷水慢慢泡开，只是时间需要更久些。

理

疏散暑热，不伤胃

暑热为什么伤人？当外界温度过高的时候，对于人体而言，出汗是一种非常关键的散热方法。如果把人体比作一个盖着盖子烤着火的水壶，那周身的汗孔毛窍便是出气通道。在三伏天里，人体出汗的速度往往跟不上环境中温度的攀升，就像一整壶沸腾的水，却只能靠一个细小的壶嘴来出气；通气不畅，那体内蒸腾的热气自然冲得人头昏脑涨、心烦意乱。

出现上述症状自然有多方面的原因。例如人体本身的水分不足，或是因为外界的闷热潮湿而汗出不畅，也就是"壶盖"打不开，热量无法充分散发，最终导致中暑。因此，预防中暑最简单方法就是多喝水，而且不要等到觉得口渴了再喝。尤其是在高温的环境下，定时、不间断地补水可以让人体保持着足够的水分，以支持出汗散热。

往水中加点料做成薄荷绿茶，能进一步打开人体散热的"盖子"。

薄荷最突出的功效是疏散风热，简而言之，就是利用它辛凉的本性，为人体打开毛孔，以加速热量的散发。薄荷还有清利头目的作用，无论是它辛辣的味道，还是浓烈的芳香，都能让人精神一振，带来从头到脚的清爽感。

一壶薄荷绿茶，清凉疏散的薄荷，加上清新降火的绿茶，好喝的同时，人还像打开盖子后又吹来股凉风。

那么，直接吃冰棍、喝冷饮会如何？

吃冰饮冷一时爽，仅此而已。夏天人们常说"热得不想吃饭"，这是因为脾胃本就不堪暑热困扰，状态低迷之际，一杯冰水浇下去，反会因为骤然降温而变得更加呆滞，寒主收引，在本要疏散的关头，这一收，可不就反了。

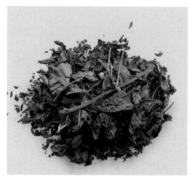 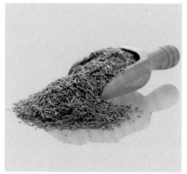

图 2-3　薄荷　　　　　　　　　图 2-4　绿茶

而薄荷绿茶的凉是药性中的微凉，且它是辛中带凉，常温饮用也一样可以解暑，不但不伤胃，还能通过疏散暑热，进而把脾胃从暑热中解救出来，让人通体舒畅。

携娃出游，备上本草版运动饮料

症

暑热天喝水难解渴

每到暑假，都是亲子游的高峰期。

不少家长会带孩子出去走走，或漫步海滩，或登山徒步，或游玩植物园……在这些亲近大自然的活动里，既可以增加孩子的见识，又可以锻炼身体。出发前，即使已经周全地准备好防晒帽、驱蚊水、创可贴等应对各种突发情况的小装备，可路上孩子仍难免叫苦连天：热！渴！

家长也有同样的体会，有的还会注意到，尽管自己一路上喝了不少水，小便却不多，排尿时火辣辣的不舒服，想必孩子也有同样的苦恼。

在路边的小店里买运动饮料吧，又担心糖分、添加剂过高，不利于孩子健康。

这里推荐一款方便自制、能解暑、还好喝的本草茶饮，家长在做出游准备时，不妨也带上它。

招

白茅根竹叶茶

新鲜白茅根 50g（如用干品 30g 左右），淡竹叶 5g。上述材料洗净后，加水 1～1.5L，煮开后转小火煮 15～20 分钟，最后加入淡竹叶，再煮 5 分钟左右即可关火。滤去茶渣，加入少许盐（不宜多，略有咸味即可）。

可以提前一晚准备好，冷却后倒在瓶子里，放入冰箱冷藏，第二天再带着外出。如果是长途旅行，可携带干品，使用时取适量材料加水煮开，方法同上。值得注意的是，淡竹叶和日常观赏用的竹叶是不同的，要去药店里购买。

理

淡淡竹叶香，利尿不伤气

夏日户外活动时，人体内的水分和盐分会大量消耗，因此很多运动饮料中会加入钠、钾等电解质，以补充体液的流失。

但高温和运动导致的不仅仅是体内物质的流失，对于人体气机的运转也有影响。

在五脏中，脾胃是津液运输的中心，就像一个水利枢纽，津液从这里输出，进入人体的大循环中。汗出太多时，上方（即体表）的消耗太大，水泵（即心脏）被迫过度运转，津液一个劲地向上输送，最终能往下流的水却很少，正是体内水分分布的不均衡，引起了小便的减少。人体下部的热，不能通过尿液排泄，也会导致暑热内生。

因此，有些人尤其是小朋友的中暑，不一定是浑身发热，而是小便非常不顺畅，又热又黄。再加上野外上厕所不方便，回到家时已经非常难受了。

甜甜的白茅根，古时候起就是民间消暑茶中常用的原料。白茅根味甘性寒，可以通利小便；再加上它水润多汁，在补足津液的同时又能引水下行，把体内过于亢盛的热降下来，既清热又养阴，非常适合外出时饮用。

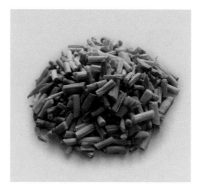

图 2-5　白茅根

另外，加入的淡竹叶味淡性清凉，有清心火的功效，不仅可以解决小便涩痛的问题，还有一定的解暑作用，对于小朋友来说很合适。喜欢清凉口感的，还可以用薄荷叶来代替它。再加入少许食用

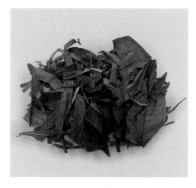

图2-6　淡竹叶

盐，既能补充电解质，又可加强利尿清热的效果。组合巧妙的本草版"运动饮料"，不妨在行囊里备上一壶。

海滩边畅享海鲜，防伤肠胃要带它

症

吃海鲜，怕寒凉

春暖花开时节，天气回暖，人们往往忍不住要出去走走。选个阳光灿烂的周末或小长假，海滩走起！趁着此时气候和暖、海鲜肥美，在休渔期开始之前，吃个够！

螃蟹、濑尿虾、八爪鱼、贻贝、牡蛎……渔船现打捞上来的各种海产品，不仅品种齐全，而且新鲜又实惠，老人、小孩都忍不住放开大吃。

然而海鲜毕竟不是普通食材，有过敏风险，且性质偏寒，吃多了容易引起胃肠不适。为了品尝到最新鲜的美味，不少海鲜还会被做成生腌或是生着切片吃的菜品。肠胃弱些的老

人和孩子，吃了更要小心引起消化不良等方面的问题。

到了海边不享用一顿海鲜大餐，又说不过去。出发前，不妨带上紫苏叶和生姜这两种食材，可以减少胃肠不适的顾虑，能应一时之急。

招

紫苏生姜茶

取紫苏叶 15g、生姜 5 ~ 6 片。取一只小锅或是养生壶，加入适量清水，煮开后再煮 10 分钟左右，倒出即可饮用。以上的用量是 1 ~ 2 人份，多人还可加量。

紫苏叶以干品为佳，方便携带保存。生姜便于携带，放一小块在包里，或者就近在市场上现买也可以。

外出吃饭时借个小锅或是用热水壶煮下即可，确实不便煎煮时，也可用开水闷泡 30 分钟。

理

紫苏叶 + 生姜，联手祛寒湿

海产品为什么容易引发胃肠炎？那是因为它们产自冰冷的海水中，性质多偏寒。因此，有经验的主妇在烹调海鲜时都要放足量的葱、生姜、大蒜、料酒等暖性调料，以便中和海鲜的寒凉。

但外出吃海鲜时往往没有这么讲究，再加上旅游期间的水土不服，脾胃一时无法处理海鲜带来的大量寒湿，就很容易发生腹痛、腹泻等各种不适。

处理这类情况，中医可谓轻车熟路，以暖胃、散寒、化湿为主，紫苏叶便是治疗时经常用到的，中成药藿香正气水里也含有它。它的味辛性温，能够非常柔和地引导脾胃中的水湿外散；同时紫红的颜色有助于引药力入血脉，因此也有行气血、止腹痛的功效；此外，它还有解鱼虾蟹毒的作用，对于预防过敏也有帮助。

　　不过，想要更好地驱寒，紫苏叶的温性还是偏弱了些。生姜的加入，弥补了紫苏叶这个短板。它色黄入脾胃，辛辣又温散，一口生姜汤下肚，由内至外暖洋洋。而且，紫苏叶和生姜都有很好的去腥解腻的作用，跟海鲜大餐实在是太搭了。如果自家烹饪海鲜，也可以把这两样作为底料加入，不仅能增添菜肴的美味程度，更能暖胃化湿，帮助脾胃吸收这些食物里的精华。

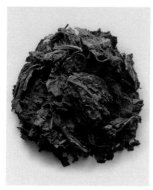

图 2-7　紫苏叶

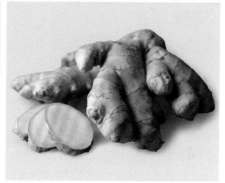

图 2-8　生姜

居家妙招

风寒感冒，厨房里就能配出"解药"来

偶感风寒，喷嚏连连

寒冬时节，供暖地区室内外温差大，出门忘了披上外套，热身子吹了冷风，一下子就冻着了；南方地区虽说气温不至于降到零下，但寒潮、冷雨连番袭击，那种能钻到骨头里去的湿冷，也让人喷嚏连连。

体质稍弱些的人，最容易中招。

感冒了，但是症状又不算严重的情况，最让人纠结。有时候是生病的人自己怕麻烦，不愿意去看医生，总说"等两天就好了"；有时是深更半夜或是正在上班的工作日，觉得上医院不方便，想着"睡一觉就好了"；去买药，既不知道挑哪种中成药好，对西药的副作用又有顾虑。思来想去，还是扛着吧。

但是，自己扛着的过程可不好受。

其实，大可不必舍近求远，我们的厨房里就有现成的材料，半小时便能轻松配出"解药"来。自制感冒茶，可解决这种燃眉之急。

招

姜葱散寒茶

生姜20g（6～7片）、大枣2～3颗、小葱一把（3～4根）。

生姜洗净后切片，大枣掰开或切开；小葱去根、去叶取葱白，洗净切段。锅中放入约300ml清水，放入生姜和大枣，煮开后转小火煮15分钟，再放入葱白煮5分钟，滤去渣后即可饮用。煮成的茶饮可以保温备用，一天喝2次。喝完之后，最好盖上被子睡觉，避免汗出受凉。

理

温中散寒，发汗解表

治疗风寒感冒的方法，老百姓都很明白："出出汗就好了"。但是，为什么出汗后病就会好呢？很多人知其然却不知其所以然。

从中医的角度而言，感冒是因为外来的寒邪侵犯人体，而驱除邪气的方法有好几种，最便捷的就是发汗。外邪入侵时，守护在体表的卫气，有如士兵护城，会积极防御。卫气，实由脾胃运化而成。脾胃功能强盛，士兵才能强壮。

在感冒受寒时，一方面要解表，也就是把被寒气拘束的毛窍打开，可以理解为开门；另一方面，要给士兵提供充足的补给，一鼓作气把外邪驱逐出去。

善于散寒解表的葱白主要负责开门，而暖胃养脾的生姜、大枣，一个辛辣温热能散寒，一个甘甜滋润能生津，都能为脾胃提供充足的能量，这样一来，士兵的补给也就充足了。实际上，生姜也有一定的解表功效，能助葱白一臂之力；而葱白除了解表，还能通鼻窍；大枣甘甜滋润、益气养血。

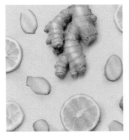
图 2-9　生姜

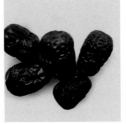
图 2-10　大枣

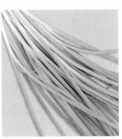
图 2-11　葱

三者齐心协力，解表、散寒、温中，让人喝完后胃里暖洋洋的，身上的寒气随汗而去，通体舒畅，感冒也就好了大半。这道茶饮不仅好喝、易做，用的也都是家常材料，喝起来放心。要注意的是，风寒引起的感冒适合用它，如果已经化为高热又不怕冷，那就要斟酌下了。

久宅烦躁吃不香，酸梅水可帮大忙

宅家人烦躁，吃嘛嘛不香

近年来，因为各种原因，大家日常的出行和体育锻炼都不同程度地减少了，宅在家里的时间越来越长。宅家倒也有宅的乐趣，看看书、追追剧，不知不觉一天就过去了，饭都顾不上吃。有些人会戏称自己"宅家如修仙"，有时候一整天不吃东西也不饿。

其实，也不是真的不想吃。在屋里待久了，作息不够规律，活动又少，总让人觉得没有胃口，提不起吃饭的欲望。成人如此，小朋友更甚。活泼好动本是孩子的天性，关在家里不仅情绪烦躁，食欲也减退了。

这时候，集开胃、消食、除烦于一体的酸梅水便可帮上大忙。其味道酸甜可口，大人、小孩都爱喝。

招

开胃酸梅水

干乌梅 15g、山楂 15g、炒麦芽 20g、陈皮 5g、甘草5g。锅中加入 1 000ml 清水，放入上述材料煮开后转小火煮30 分钟，滤渣后倒入玻璃瓶中。可放凉后饮用，喝不完的还可以放入冰箱保存 2 ~ 3 天。一天可以喝 2 ~ 3 次，一次50 ~ 100ml，小孩子可以减半服用。逢年过节吃撑了，也可喝它。

上述材料都可在中药店里买到。

理

补脾泻肝，两相兼顾

酸梅水里的材料，都是大家非常熟悉的：开胃的麦芽和消食的山楂自不必说，化痰的陈皮也是不少家庭常备的，只有乌梅少见些。但说到底，它也不过是一种干梅子，当作食材也是可以的。

这个配方其实和夏季解暑生津的酸梅汤很相似，但更突出它消食的功效。

食欲可以受到许多因素的影响，在中医看来，小朋友胃口不好，肝旺脾虚是最常见的原因之一。尤其是当孩子情绪不好的时候，表现更为突出。

肝气郁结会是什么情形？就像一棵长得过于旺盛又缺乏修

剪的大树，一味地通过根部从地里汲取养分，日久使得泥土板结，养分供应受限。对照人体，便是糟糕的情绪压制了脾胃，导致它运化不开。

乌梅和山楂的酸味，能够收敛肝气，好比给这棵树修理了枝条，减少了对养分的汲取，舒缓了情绪，也缓解了对脾胃的克制。

接下来还得对"泥土"下点功夫。

甜甜的甘草不仅能改善口感，还能补脾；炒过的麦芽香气被充分激发，香能醒脾，可促进脾胃的消化、吸收。陈皮略带苦味，可以行气消胀。开胃的同时，烦躁郁闷之气也可解去大半，大人也适用。

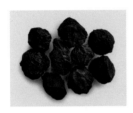 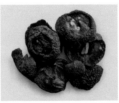 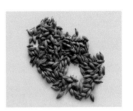

图 2-12　乌梅　　　　图 2-13　山楂　　　　图 2-14　炒麦芽

感冒频频，煲一锅鸡汤来护体

感冒接二连三，老少吃不消

每到冬春季节，随着气温下降，各类感冒也开始流行起来。

尤其是家里有体质较弱的老人和小孩的，最怕遇上流行性感冒（简称"流感"）。往往是小孩快要好时，帮忙照看孩子的老人家接着生病，一家人手忙脚乱。这也不难理解，照顾患者本来就辛苦，休息不好，抵抗力下降，难免也容易中招。

这时候，真的很需要一锅一家老小都能喝的保健汤，一方面帮助孩子恢复，另一方面，也能增强其他家庭成员的正气。

招

五指毛桃煲鸡

新鲜鸡肉 500g、五指毛桃 30～50g（2～3 人量）、大枣 4 颗、生姜 3～5 片、盐少许。鸡肉斩块洗净，五指毛桃切小段，和大枣、生姜片一起放入砂锅内，加入适量水，大火煮开后转小火慢煲约 1 小时后关火，加盐少许调味，饮汤食肉。也可以将鸡剖开后掏出内脏，取五指毛桃折成小段后塞入，其余做法同上。

理

甘温平补，扶正祛邪

五指毛桃是广东地区中医爱用的补气药，又名南芪，意思是南方的黄芪。和黄芪一样，也具有扶助正气、抵御邪气的作用。

人体抵御外邪，靠的是守护体表的正气，中医也把它称为卫气。卫气不足的人，就像防护兵力太单薄，病邪容易乘虚而入。这也正是为什么人在超负荷工作、

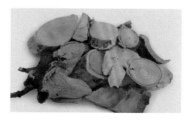

图 2-15　五指毛桃

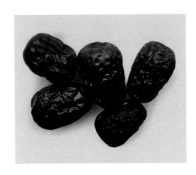

图 2-16　大枣

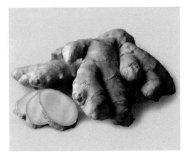

图 2-17　生姜

身体劳累时更容易感冒。要加固"卫气"这道城墙，还得从自身入手，调动更多的气血充实到肌表。而调令从何发起呢？脾胃是关键。

人在吃饱喝足的时候，精神状态会更饱满，这是因为脾胃吸收了水谷精华后，正气上供于周身，充实、鼓舞了卫气。五指毛桃味道甘甜，带着浓郁而柔和的香气，在补脾胃的同时，还有调动气血上行的作用。相比于黄芪，五指毛桃的温性更为平和，适合易上火的南方人。

鸡与五指毛桃可谓"气味相投"。鸡本身也是温补之物，《随息居饮食谱》中说它"补虚，暖胃"。而且，五指毛桃的香气像椰香，与鸡同煮，汤水尤为鲜美。再加上生姜和大枣，这是一对补脾胃的经典组合，甘温发散。

这道汤水，可在平日食用，以增强体质、抵御病邪；也可用在感冒后期仍感疲倦时，用于补充正气。

总想吃点小零嘴？就选桂圆干吧

症

想吃零食，又怕不健康

人在闲下来或是忙起来的时候，都忍不住要嚼点小零食。

老人家茶余饭后看电视，爱嗑瓜子、吃点坚果；白领在紧张的工作间隙，吃些糖果补充能量，以提高工作效率；嘴馋的小孩，更是不分时段、不分场合，看到什么好吃的都想试一试。

零食，虽然是零零碎碎地吃，积少成多，量也不小。

零食吃多了，问题就来了。毕竟大多数常见的零食，如饼干、巧克力、薯片等，都属于煎炸烘焙类，高油、高糖、高盐，一不小心就吃过量，正餐反而吃不下了。

此外，上火、容易长胖、太多添加剂、热量太高……这也是大家对小零食常有的顾虑。有没有什么更好的、健康的选择，能解馋，又无后顾之忧？

招

桂圆干

桂圆，即热带地区水果龙眼晒干所得。不加糖、自带香甜。在超市或卖干果的店铺都能买到带壳的桂圆干，而在药房，还能买到去壳、去核的桂圆肉。

不论带不带壳，桂圆干的果肉都可作零食食用。可搭配其他坚果，例如水煮花生、松子仁、核桃等一起吃。也可把它放在牛奶、豆浆中泡着吃。每天 10 ~ 20 颗为宜。

注意：应密封、阴凉干燥处保存，以防发霉变质。

理

补养心血，兼益脾胃

古时候的大户人家，常常会给发奋读书的公子们准备桂圆茶，也就是用桂圆肉泡的茶。这有何用？原来，桂圆干不只美味，还能补养心血，中医古籍中说它有养血安神的功效。勤学苦读是劳神耗血之事，用桂圆干就再合适不过了。

如今在临床，桂圆干也常常用于治疗心血亏虚之证，在一般药方或调养膏方中经常用到。因此，那些每日在格子间里高强度工作、劳心耗神的白领，或学业繁忙的学子们，就适宜经常食用桂圆干来补养。这种果干不用加糖，而且越嚼越甘甜，很适合作为小零食，既解压又养生。

此外，中医认为桂圆干还可以治疗厌食。因其味甜、醇和，适量食用能助脾养心而生血，且不会给脾胃带来额外的负担——也就是说它很好消化，不像那些含有奶油或高糖分的甜腻零食，吃上几块就吃不下正餐。

桂圆干的补养脾胃之功，对于体型瘦弱的人也有好处，健康美味的小零食，非他莫属。

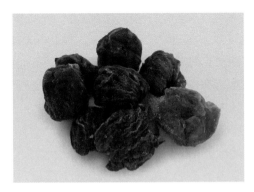

图 2-18　桂圆干

美容养颜

养颜银耳羹，吃出水润肌肤

症

天冷了，皮肤干燥、咽痒咳嗽

北风一起，润燥就会成为养生的主题。

干燥的北方自不必说。即便是南方，冬季出门，事先也得涂好润肤露，否则干得难受。就算这样，很多人一到冬天，手脚和面部皮肤特别娇嫩的地方，还是干到掉皮。有时咽喉也会干得发痒。

这时候，不少商家乘机打起了广告：吃点燕窝，滋润一下！

于是，有不少人奔着"润肺养阴、美容养颜"而选择进食燕窝。

吃燕窝本身，还是一种尊贵的体验。

不过，几年前"网红直播售卖假燕窝"的新闻，又给人们的热情泼了一盆冷水：都说燕窝好，到底好不好？都说是高级货，是否信得过？

燕窝的真假、好坏，一般人无法鉴别，全凭卖家一张嘴，想想都觉得玄！

说到底，燕窝最基础的功效不过是润肺养阴，其他作用还真是见仁见智。对于平常百姓，需要润肺养阴时，还有更划算、更方便的选择。

养颜银耳羹

干银耳 30g、玫瑰花 5g、枸杞 5g、冰糖适量。

干银耳泡发，切去根部，手撕成小朵；枸杞子和玫瑰花用清水略冲洗 1 遍。锅中放入清水 1.5L，放入银耳，大火煮开后转小火炖煮 30 分钟，然后加入冰糖再煮 10 分钟。最后加入枸杞子和玫瑰花再煮 5 分钟，关火，即可享用。

玫瑰花建议装汤料包；加糖后可试味，调到甜度合适为止。

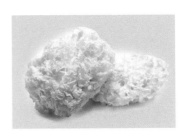
图 2-19　银耳

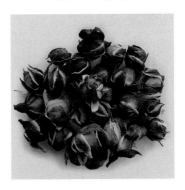
图 2-20　玫瑰花

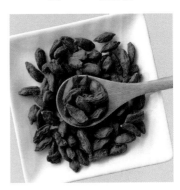
图 2-21　枸杞子

理

欲保水润，需养肺胃

说到美容养颜这件事，最重要的还是改善皮肤的状态。除了要保持红润的气色，肌肤的水润光泽也很重要。小孩的皮肤之所以看起来嫩滑，就是因为皮肤的含水量特别足。从这个角度而言，润肺生津的重要性不言而喻。

中医说肺主皮毛，肺中的津液充足，才能把肌肤滋养得水润。而肺中的津液来自脾胃，由脾胃将吸收而来的水分转化为可供利用的津液，才能养肺润肺。因此，想要由内而外地保湿，应兼顾脾胃和肺。

银耳和燕窝一样，都是富含胶质的食物，用它们煮成的汤水特别润滑。银耳本身是一种特别的菌类：在气候湿润的春夏时节，一朵朵绽放在枯死的木头上，生机盎然。

古人认为，这晶莹透明的白木耳正似木头的"血液"外渗凝结而成的精华，天生便具有养阴的功效。作用于人体脏腑，则滋养肺胃。此外，再配上枸杞子补气血，以及芳香的玫瑰花通调肝胃之气，能让皮肤更红润。

冬日里时常来一碗，生津润肤又添气色，连双眸都闪亮有神。

嘴唇干得脱皮？除了润唇膏，你还需要这款润燥汤

秋燥来袭，嘴唇干得脱皮

古诗有云：一场秋雨一场凉。在炎热的夏季，人们总是盼望着凉爽秋季的到来。可等姗姗来迟的秋风驱散了炎夏的闷热，又有人会增添新的苦恼。

随着气温的降低，空气的湿度也下降了，秋天的干燥逐渐

显露。

都说"一叶知秋"，但对于皮肤比较敏感的人来说，秋天的到来最早是由他们的嘴唇感受到的——因为这个时候嘴唇会感觉紧绷绷的，随之干燥脱屑，忍不住扯一下、舔一舔，火辣辣的。要是再喝点热汤、热茶，嘴唇更是又干又痛。

不少人去看医生，常被诊断为唇炎，只能不断地搽润唇膏。干燥季节一过，嘴唇自然就会好，可来年秋风一起，问题又来了。

润唇膏是要涂的，但还不够。体内的深层补水，不能少。

招

玉竹润燥汤

玉竹 15~20g，猪瘦肉 200~300g（可以稍带一点肥肉），蜜枣 2 颗，生姜 1 片，食盐少许。

玉竹洗净后，放入锅中加适量清水，煮开后转小火煮 15 分钟。瘦肉洗净后和生姜片、蜜枣一起加入锅中，再煮 15 分钟，即可关火，加入少许食盐调味。玉竹和瘦肉都可食用。

注意：如果本身皮肤干燥及口干的情况比较严重，或想换换口味，可将瘦肉换成老鸭肉，炖汤更滋润。

理

有效润燥，得给人体加湿

当水被加热后，就会变成水雾升腾在空中。同理，气温较高的春夏空气都会比较湿润；反之，秋冬降温，水汽也随之降到地面，成露结霜，因此就出现了秋燥。

其实，人体也会随着季节更替，发生类似的变化：秋冬季节，人体气机向内沉降，升腾到体表的津液会变少。因此，人除了感知外界的燥，自身也会产生内燥。对于那些本来就阴血亏少、体质偏燥的人，津液供给更少一些，皮肤很容易变得十分干燥。最需要水分滋润的嘴唇，对此是最为敏感的，从而出现唇部的干裂脱屑。

对付燥，中医强调要滋阴。简单来说，就是往我们人体的"加湿器"里多倒一些"水"，以确保津液充足。这时候就可以用上玉竹。

人体津液的生成和输布，离不开脾、肺。肺最为娇气，最易为燥所伤。玉竹味道甘甜，汁液饱满而水润，善养肺、胃之阴，既可解肺燥的燃眉之急，又可给胃补足津液，以供给脾去输布。

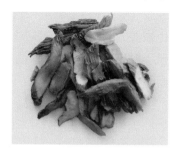

图 2-22　玉竹

再配上偏于养阴的肉类食物，炖成清润的汤水，可以养阴润燥，解渴又润唇。

秋冬掉发增多，气血得补足

 症

秋冬掉发让人愁

每到秋天，随着窗外的树叶悄然变黄凋落，人们也有了新的烦恼：头发掉落明显增多。每次扫地都能扫出一把发丝来，一想到自己头顶的发量日渐减少的模样，整个人都不好了……

难道人也和树木一样有季节性？树木落叶人脱发吗？这种季节性脱发并不少见，和秋冬季节气温降低、皮肤干燥也有一定关系。别说秋天了，就算是在平时，不少人就有脱发的苦恼。往往是在不知不觉间，原本乌黑浓密的头发渐渐变少了，发质也变得干枯，颜色发黄，头皮还干燥脱屑，而且手脚发凉，整个人的精气神看起来都不在状态。

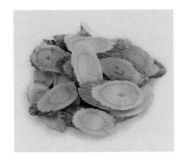

图 2-23 黄芪

掉头发自然不是无缘无故的，大家也心知肚明：平时熬夜太多、晚睡早起……气血消耗太过，头发自然长不好。这时候，一款补益生发的茶饮能帮上忙。

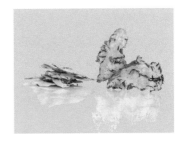

图 2-24 当归

招

黄芪当归黑豆水

黄芪 10g，当归 5g，黑豆 30g。

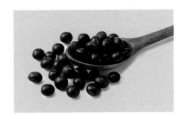

图 2-25 黑豆

黑豆先浸泡半小时。锅中放入清水 800ml，加入上述材料，煮开后转小火煮 20 分钟。可滤掉渣后当茶饮饮用，也可加入少许红糖当糖水喝，并把豆子吃掉。不仅秋冬可以喝，平素怕冷、易疲劳的脱发人群也能用。春夏季节，还可以加入桑葚一起喝。

补足气血，固发生发

中医认为"发为血之余"，人体的血气要充足，头发才能长得浓密乌黑。

春暖夏热时节，气血流动加速，可以很顺畅地输送到体表，包括供应到头皮。但随着秋冬寒气的逼近，气血向外的输送会减少；本身气血不足的人，头发也因为得不到充足的阴血滋养，变得干枯发黄甚至脱落。至于手脚冰凉，同样也因气血不足，难以保障局部的温煦所致。

黄芪配合当归，是一个既益气补血，又能促进气血运行的组合。当归以补血著称，但这还不够。得黄芪相助，效能加倍。一方面黄芪能补养脾胃，促进营养的吸收和气血的生成；另一方面，它能促进气血流动，使局部头皮得到滋养。色乌入肾的黑豆，补肾之余又具有种子的萌发特性，可以促进头发的"发芽"。

这道茶饮，在秋凉来临时即可安排，趁温热饮用，味道甘甜还暖身。如果是气血不足的人，想在春夏季节饮用，可以适当减少黄芪和当归的分量，以防上火。

口腔溃疡痛难忍，甘草蜂蜜来缓解

口腔溃疡，越降火越反复

有一种痛，叫口腔溃疡的痛。

这种痛，很多人都懂：吃、喝，甚至不吃不喝，时时刻刻都在痛。哪怕嘴里就一个米粒大小的伤口，也让吃饭分分钟变成一种酷刑，每吃一口都痛得钻心。哪怕是山珍海味摆在眼前，也没了享用的心思。

"上火！"在人们的常识里，出现口腔溃疡必定是上火了。

那就降火，凉茶安排上。奇怪的是，喝凉茶的效果跟碰运气似的，有时奏效，有时不管用，甚至越发严重。甚至还有些人，越喝凉茶，溃疡越痛，胃口也变差了。这说明，降火的方向不对，得换个思路。不如从补脾胃入手，用上一款甘润可口的茶水试试。

招

甘草蜂蜜水

取甘草 5～10g，加水 400ml，煮开后转小火煮 15 分钟；也可用养生壶慢慢炖煮 20 分钟。

倒出甘草水稍放凉后，兑入少许蜂蜜，即可饮用。宜少量频服，最好是含在嘴里一会后再慢慢咽下，可以让甘草水滋润一下溃疡疼痛处。

甘草有生甘草和炙甘草之分，中药名为甘草的通常指生甘草，性平和，一般人都可以用。另有炙甘草，药性偏温，适合于体虚偏寒者。

理

甘润补养，缓急镇痛

从中医的角度而言，口腔溃疡有两种常见的情况。

第一种偏实，多因火旺而起，就像被火星燎着破了洞的布一样，发病急、势头猛，溃疡处颜色鲜红，伴有舌苔黄、口苦、小便黄或灼热甚至便秘、烦躁等症状。应对实火，可以使用寒凉之品来"灭火"。凉茶这时候管用。

第二种偏虚，溃疡处颜色淡红甚至偏苍白，溃疡易反复，发作时常伴有疲倦乏力的症状。这种情况下如果还使用苦寒清热的药物，就会更损伤胃气。所谓虚则补之，正确的应对方法应该是补。

怎么补呢？既然这块"布"是因为质地太"薄"而破损，那自然是得把"缺口处"织补得厚实一些，因此要以补养脾胃为主。脾胃的气阴都足了，才能把溃疡修复好。这时候不妨使用药性平和的甘草。<u>它在百草中甘味最正，甘甜之物有极好的补养作用；同时甘草还有缓急镇痛的功效。</u>因此口服甘草水，或是把它含在嘴里，都能缓解口腔溃疡的疼痛。再调上一点甘润的蜂蜜，效果更强。这杯甜甜的茶水，滋润补脾胃，溃疡初起就喝，可更快修复创口。

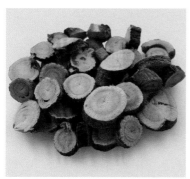

图 2-26　甘草

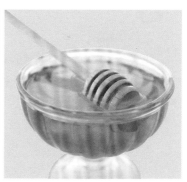

图 2-27　蜂蜜

镜中又添两鬓白！
如何恢复自然黑发

症

虽说满头银发也是一种美，但些许白发掺杂在黑色的头发里，斑斑驳驳的不好看。要说是上了年纪头发花白，虽无可奈何，但也还在情理之中；但不少年轻人也开始出现白发，尤其是在一段时间的熬夜或高强度、高压力的加班后，乌黑的头发不知何时便开始变白了。

这可怎么办？当然，用染发剂或假发也能遮盖一下，但更多人还是希望恢复自然黑，能让头发变回原来的样子；或者，延缓下白发蔓延的速度。在这方面，老祖宗传下来的乌发法子不妨一试，来做块香甜可口的芝麻核桃糕吧。

招

芝麻核桃糕

黑芝麻 200g、核桃肉 120g、大枣 160g、花生仁 100g，麦芽糖和黄糖适量，并且要准备一个铁质的烤盘；除了大枣外，其他材料都要购买熟品，或是先烤熟。

大枣去核，和花生核桃一起碾碎。不粘锅里加入少许水，再倒入麦芽糖和黄糖，慢慢加热，并不断搅拌，直到糖融化成可以从勺子上滴下来的糖浆。此时倒入大枣、花生、核桃碎，再倒入芝麻粒，趁热与糖充分混匀。在糖凝固前，把它倒入底部铺好吸油纸的烤盘中，用力压平实，挤掉空气和间隙。等放凉后，就可以切成小块吃了。吃不完的可以密封保存，每天吃一两小块。

《黄帝内经》中说："肾主藏精，其华在发"，意思是肾是五脏六腑中负责收藏人体精华的脏腑，可以说它是"库存管理人员"；而头发就像人体精华滋养后开出的花朵，精华充盈，花儿的颜色才娇艳。

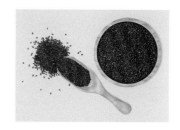

图 2-28 黑芝麻

因此，要想白发变黑，补肾是关键。芝麻乌发已是很多人都知道的小知识，其实核桃也有类似的作用。它味甘而性温，和芝麻一样能补益人体的肾精，本草古籍认为它有润肌黑发的作用。只不过，*芝麻油润而通血脉，能使肾中精华滑行到毛发中；而核桃更专心于补益，如果是头发花白又开始手足冰凉、怕冷的人，加上它补益效果更好。*当然，调养脾胃也是不可忽视的环节，因此还要加上健脾养胃的大枣，帮助吸收运化。

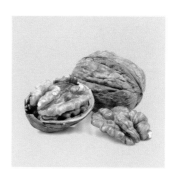

图 2-29 核桃

这块香喷喷的糕点，一次性吃太多，反而会因温补过度而上火；正确的吃法是每天一点点，长期坚持，才能真正起到补益肾精的作用。

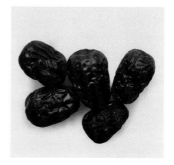

图 2-30 大枣

熬夜失眠

熬夜一族，快用这款茶饮来补养

症

长期熬夜，整个人都不好了

"熬夜一时爽，一直熬夜一直爽"，这本来是句俏皮话，但现在却成了不少人夜生活的真实写照。

熬夜已经成为大众的日常。对于年轻人来说，偶尔熬夜一两回还没什么感觉，最多是早起的时候打几个呵欠。但如果熬夜上了瘾，经年累月地熬到凌晨两三点，它的各种副作用会接踵而来：不仅白天精神不佳，眼睛还干燥、疼痛；一头乌发以肉眼可见的速度逐渐变少；整个人也变得脾气暴躁；皮肤粗糙又没有光泽；甚至悄然长胖……

虽说世界上没有后悔药，但人们还是希望，可以有些补救熬夜后遗症的小方法。

当你不得不熬夜时，下面这招赶紧用起来，缓冲一下熬夜带来的伤害。

招

滋阴养血，喝女贞子桑葚饮

女贞子 15g，桑葚干 10g，蜂蜜适量。女贞子和桑葚干放入锅中或是小茶壶里,加水 500ml,煮开后转小火煮 20 分钟左右,过滤出汤汁,放至微温后再调入一点蜂蜜,即可饮用。

如果是新鲜桑葚,可在煮好的女贞子水中加入;或把鲜桑葚加糖腌制成桑葚酱,更便于保存。桑葚酱本身已经有足够的甜味,不喜甜的也可不添加蜂蜜。

理

伤津耗血胃火旺,关键要滋阴

夜间的睡眠,不只是让大脑休息这么简单。和日出日落的自然规律一样,人体的气血白天升发、夜晚回落。中医有句话"人卧则血归于肝",意思是当我们躺下休息的时候,"血"会回归于人体内部,进行充分的休养。如果总是熬着夜不休息,就像一个仓库总是出货而不补货,最终"肝血"肯定会被耗伤。尤其是在夜间 11 点到凌晨 3 点,气血循行于肝胆经,如果不好好休息,整个气血的运行都会变得紊乱。

而"血"在人体中是非常重要的,它就像滋润大地的水流一样,眼睛要得到它的滋润才不会干涩疼痛,头发要得到它的滋润才能乌黑发亮,甚至连情绪的调节都和它有关。而且,晚上熬着夜,很多人都会忍不住吃些夜宵,但夜间脾胃其实也是要休息的;不让它休息还硬把它叫起来工作,脾胃也难免会有些火气,再加上熬夜伤阴血,缺少了阴血的滋养,胃火会特别亢盛,其中一个表现:特别想吃、能吃。因此有时夜宵吃得比正餐还要多,自然容易肥胖。

这一系列的问题怎么解决?滋阴养血。作为植物果实的女贞子,颜色乌黑、汁液充盈,本身就有养阴乌发、养肝明目的作用,适合用于各种熬夜后遗症。再配上酸酸甜甜的桑葚,不仅口感更好,而且还能增强养阴生津的功效。

甚至在熬夜忍不住要吃夜宵时，也可以喝这款茶饮来代替（加少许糖），不仅能解饥，还能养阴降胃火，缓解暴饮暴食的问题。

当然，最根本的解决方法还是避免熬夜，不当夜猫子。

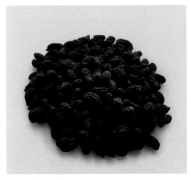

图 2-31　女贞子

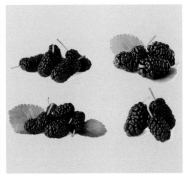

图 2-32　桑葚

追剧熬成兔子眼，
经典护眼茶派上场

熬夜追剧打游戏，眼睛吃不消

追剧有瘾！每个季度，都会有一两部优秀的新剧让人欲罢不能。不仅剧情设计得跌宕起伏，每一集还都结束在最关键的地方，让人忍不住一集连着一集看。

工作日自然没有这样的空闲。可是一到周末，就可以找个舒服的姿势，再摆上几包零食，开始通宵达旦地刷剧。

还有的"机友"，夜深人静时才是他们的狂欢时间，齐齐相约上线，组队打游戏，这一开打，眼珠子一刻都离不开手机。不知不觉，就已经过了几个小时。

熬夜追剧、打游戏，图一时之瘾，总觉得困了、累了回头补补觉就没事了。但事实上，眼睛第一个不同意：红肿、干涩，久久缓不过来。

怎么办呢？

这时候爸妈递过来一个泡着菊花、枸杞子的保温壶，可别嫌弃这是"中年人的最爱"；这个经典组合，会流传至今，绝非没有道理。

招

菊花枸杞子茶

菊花 8~9 朵，枸杞子 10 余颗，冰糖适量。以上三样一同放入壶中，加水适量，烧开即可关火，放到温度适宜、冰糖融化时即可饮用。如不方便水煮，开水冲泡亦可。

如果眼睛红肿明显，可以选用黄菊花；干涩明显，则选用白菊花更好。

理

且清且补，平肝明目

菊花枸杞子，历来是经典护眼搭配，只是，近些年各色养生茶的花式越来越多，这个经典似乎被人遗忘了。事实上，这个组合，是经得起时间和实战考验的。

中医说"目得血而能视""久视伤血"，换而言之，盯着东西仔细看是需要消耗阴血的。这就像用煤气灶煮汤一样，开着小火加足水，那么汤水只是微微地沸腾；但如果一直开着火不关，水会咕噜咕噜地冒个不停，热气袭人，并被慢慢熬少了。肝开窍于目，这火的源头，在肝。肝火旺盛，容易表现在眼睛上：红肿、干涩。但是，因为"汤水"不足而引起的虚火，一味地用清热药"灭火"是不行的，还容易伤及脾胃。

正确的做法是平肝明目。味甘微凉的菊花，开放于九月，自带一点儿秋天的凉爽清降之气，正好平衡掉上冲的阳热。再搭配养肝血的枸杞子，把"汤水"补足，眼睛自然变得滋润又舒服。这个组合有清有补，力道恰到好处，对脾胃也相当友好。

当然，也不能抱着这壶护眼茶就有恃无恐了——少熬夜，连续用眼时注意定时休息，让眼睛也有时间缓冲、休息，才是长久之计。

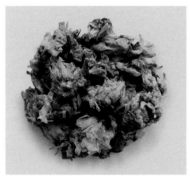

图 2-33　菊花

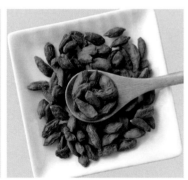

图 2-34　枸杞子

又困又累却难入睡，
试试这个酸甜可口的助眠方

症

很困、很累，就是睡不着

"吃好、睡好"看似是最简单不过的一桩小愿望，对有些人来说，竟成了难事。

对于快节奏下的当代人来说，吃顿好的不难，想好好睡个觉，却太不容易了。尤其是经常加班的上班族，脑力、体力都近乎透支，好不容易坚持到晚上，拖着疲惫的身躯早早洗漱完，钻进温暖、舒适的被窝里，只想放空大脑、好好睡一觉，结果翻来覆去，绵羊数了一群又一群，怎么也睡——不——着——

明明已经又困又累了，却没办法陷入酣甜的睡眠中。那种倒头就睡的本领，都去哪了呢？还有的人，就算是睡着了，梦里也不安稳，不一会就醒过来，一个晚上断断续续睡不了一个整觉，简直和没睡一样。吃安眠药吧，又怕日久形成依赖。

赶紧试试这碗酸枣仁安神茶，或许能帮你找回久违的舒服睡眠。

招

酸枣仁安眠茶

酸枣仁 15～20g（捣碎），茯苓 15g，一起装入茶包/汤袋，加水 1 000ml，煮开后转小火再煮 30 分钟，取出茶包，茶汤中加入蜂蜜或红糖调味，在睡前 1～2 小时饮用。

注意：因捣碎后的酸枣仁很黏，直接煎煮易糊锅，因而需要包煎，茯苓一并放入，是为了取出时方便。

补虚安神兼健脾，多管齐下助睡眠

又累又睡不着的情形，可以说是现代特色，常见于用脑一族（如以各类文案工作为主的白领）。

在日出而作、日落而息的农耕年代，随着人们白天辛勤地劳作，气血输布全身；当夜晚降临，人躺下来休息，气血便自然"回笼"，如同潮水安然下降，人也随之入睡。

如今越来越多的人都是办公室久坐族，加班加点，身心疲惫。这与运动、劳作后的累全然不同，相反，正因为缺乏活动，这种累是心累，身心没有同步：身体里气血因为压力而过于亢奋，流动得也不顺畅，如同堵塞的高压水管一样，到了夜间，回流不畅。

这时用酸枣仁，就很巧妙：酸枣仁是酸枣的果仁，果仁类药材往往有收敛之功，而酸枣仁味道酸涩，味酸能收，能帮助人体把肝血收拢回体内。而且酸枣仁也有一定的补血功效，对于虚劳人群的失眠很合适。

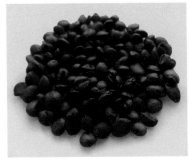

图 2-35　酸枣仁

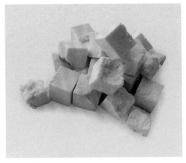

图 2-36　茯苓

至于茯苓，平素以祛湿闻名，很多人不知道的是，其实它还有很好的健脾、宁心的功效。健脾，确保脾这个统帅气血的中枢正常运转；宁心，让心神安宁下来，安然入睡。

如此一来，小小的两味药，便有了多维立体的助眠之功了。还能补血养心，帮你获得更好的睡眠质量。

美味安神汤，还你酣甜无梦好睡眠

夜梦繁多，烦！

偶尔做个美梦，是件美事。但夜梦频频，就另当别论了。

科学研究指出，每个晚上我们都会做梦。只是在大多数情况下，人都不会记得做过的梦，做梦也不会影响我们的睡眠，反而是大脑休息的一种方式。确实，那些很快就被遗忘的梦，对睡眠干扰也不大。只不过，很多人的困扰是，每晚都记得自己在做梦，而且各种莫名其妙的梦一个接着一个，似乎没有尽头。留下的后遗症就是，感觉一宿都没好好睡过，醒来困顿不已。如果白天有不顺心的事情或是受了惊吓，乱梦纷纭的情况就会更明显。甚至有人会反复地从梦中惊醒，做梦反而成了一种困扰。

有什么法子可以让我们拥有一段酣甜无梦的睡眠呢？可以试一试下面这款安神汤。

牡蛎壳安神汤

牡蛎壳 30～45g，石斛 10～15g，鸭肉 300g，生姜 2～3
片，盐少许。牡蛎壳用汤料袋装好，鸭肉斩块，洗净后焯
水。上述几样一同放入砂锅中，加适量清水，煮开后转为小火
炖煮 1～1.5 小时。最后取出汤料袋，加入少许盐调味，即可
享用。

牡蛎壳可以在药店中买到，有些家庭也会选择在吃鲜牡蛎
时把壳留下洗净，晒干备用。

滋阴潜阳，安神安眠

如果把人的阳气视为潮水，那么它的规律是：白天升发而
隆盛，如同潮水涨起；夜间内收，如同潮水回落。

因此，人体正常的状态应该是：白天神采奕奕，夜晚到了
点便觉得困倦，可以睡个好觉。

但，潮水本该回落的时候，有时候会有一股不明的力
量，把一部分潮水托住了下不来。这时人体虽然入睡了，但那
股还没回落的潮水，会四处乱窜，让人睡得不安稳，易醒，而
且梦境频频。

用中医的话讲，这是阳气不能稳妥地安潜于体内所致。

想要解决这个问题，就要滋阴潜阳，也就是解除妨碍潮水
回落的障碍，让乱窜的气血得以平息。

牡蛎就有这个作用，它能平复躁动的阳气——这与牡蛎的
习性很一致，不管潮水如何起落，它都能牢牢地吸附在礁石
上，丝毫不为所动。至于为何取其外壳入药，这是因为它质地
较重，镇静安神的作用更强。

石斛性凉，可益胃生津、滋阴清热。鸭是水禽，同样偏于滋阴，而且可以使得汤水味道鲜美，加入少量生姜可以去腥。石斛、鸭肉这两样养阴的材料，能增强人体"潮水"回落的力量，再搭配上安神的牡蛎壳，便能做出一道宁心安神的美味汤水。

而且，牡蛎壳虽潜阳但不伤阳，且性质平和，夜晚用它煮汤喝，也不会给脾胃造成太大负担。

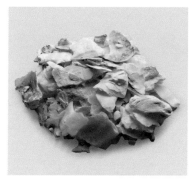

图 2-37　牡蛎壳

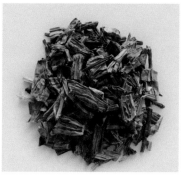

图 2-38　石斛

减肥瘦身

减肥不吃主食伤脾胃，番薯来帮忙

减肥不吃主食，肠胃不答应

减肥是个经久不衰的话题。以往减肥，只求掉肉。许多网络上流传的减肥帖子里都斩钉截铁地说，糖分高的碳水化合物是令人发胖的元凶。要想减轻体重，就得戒碳水，而米饭、面条等主食都属于这一类食物。由于听信了这种说法，很多人会跟风"无主食减肥餐"，模仿那些博主秀出的精致菜谱，天天只吃菜不吃饭。瘦是瘦了，但整个人都虚了，有的还隔三差五胃痛。最让人崩溃的是，靠这种方法减肥，稍微控制不住多吃一点，体重就反弹。

减肥太难坚持了！与其纠结吃还是不吃，不如选对主食，比如好吃、管饱、有助于减肥的番薯。

番薯玉米饼

蒸番薯是最简单也最常见的做法，但每天吃难免会有些乏味，适当换下花样能更好地坚持。用同样是粗粮的玉米面搭配，热量更低。

一个大小适中的番薯，玉米面粉 100g，酵母少许。酵母加温水融化后，加入玉米面粉中，番薯蒸熟或煮熟后碾成泥后再混入；一边搅拌一边加适量的水，揉成玉米面团。面团保温饧发 15 ~ 30 分钟，然后再分小块，压成小圆饼放入蒸锅中。开火蒸 15 分钟左右，即可食用。

理

甘甜养脾而不腻

《黄帝内经》中指出各类食物都有它们存在的意义。其中，古人把谷物列在了诸多食物的第一位，强调五谷为养。在中国人的食谱中，谷物是碳水化合物的重要来源。而从中医的角度而言，"甘入脾"，味道甘甜、性质平和的谷物，是滋养脾胃的最佳食材。因此，我们的祖先才会把五谷当作主食。

谷物是中国人食谱中最主要的能量来源；从现代医学的角度看，如果不吃主食，即使能吃些其他东西减轻饥饿感，缺乏能量的身体仍然处于一种嗷嗷待哺的状态。一旦恢复到日常的饮食，人会比以往更为饥渴，需要摄入大量的糖分以补充损失，因此，减肥效果并不持久。

更何况，脾胃失去了柔和的谷气的滋养，运化功能会变差，难以给身体提供养分，因此人会变得疲倦乏力。体重减了没多少，脾胃却变差了，身体也垮了，这可不划算。因此，健康的减肥食谱会建议大家把热量过高的精细米面换成粗粮，更稳妥。

番薯也是粗粮，除了富含淀粉能管饱外，它的纤维含量也高，可以促进肠胃的蠕动，减少便秘的发生。从中医的角度看，粗粮减肥也有道理。像番薯、玉米这样的粗粮，既有着谷物甘甜养脾的优点，又有一定的运脾作用，不像精米那么甜腻，养人而不滋腻。此外，在日常主食里多添加一些不同种类的谷物，例如小米、小麦等，也能使人更充分地享受五谷的滋养，是更为均衡的养生之法。

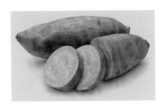

图 2-39　番薯

养好了脾胃，才能减肥不反弹，获得健康、苗条的好身体。

网红赤豆薏苡仁瘦身方，
喝对了才管用

症

网红瘦身方，要不我也来试试

我想你肯定听说过一个瘦身方——赤小豆＋薏苡仁。

与瘦身效果相应的功效是祛湿。于是，每到春夏季节，这个祛湿减肥方必定到处刷屏，不信，随便刷一下短视频平台，都可以看到一众身材苗条的博主在推荐这个瘦身组合方。与之相应的产品，更是五花八门，火热大卖。

不少人跃跃欲试。其实，有没有效，主要看适不适合。不吹不黑，我们来聊聊这个网红瘦身方，到底适合谁。

招

赤小豆薏苡仁水

干赤小豆 20g，干薏苡仁 20g，洗净后先泡 2 小时；然后放入锅中，加适量清水，煮开后转小火再煮 1 小时左右。可以根据个人口味加入少许糖，滤过余渣后代茶饮（赤小豆和薏苡仁也可以食用）。

除了煮水，亦可打粉冲服，或煮粥食用。但如果是为了减肥祛湿，煮水喝最合适。

注意：赤小豆与通常所用的红豆不同，红豆短胖，赤小豆相对细长，购买前务必询问清楚品种。

清热祛湿，顺便减了肥

很多广告宣称该方能瘦身减肥、美容养颜、排湿毒、降火气——真的这么神吗？

先来说说主料赤小豆，确实是得到古人认可的，古籍也记载它"多食令人瘦"。不过需要弄明白的是，赤小豆的主要功效是利水、消肿、排脓，减肥只是它的附带作用。

如果我们把输布津液的水道看成是一条条的街道，那么津液就是走在街道上的行人，如果路上的某个地方人群拥挤，堵住了，必然挤得又闷又热，这就是中医所说的郁而生热。脾胃是负责管理这些街道的部门，赤小豆和薏苡仁一同去"反映问题"，请求调动脾胃的人力去疏通，并且自己也协助参与，问题便迎刃而解了。赤小豆"下水肿，利小便"的作用，就是让在前头的人走得快一点，以便后面的人能尽快从拥堵处脱身。薏苡仁偏凉，也能祛湿，因而和赤小豆搭配，清热利湿功效更佳。如果肥胖确实是因为局部湿热拥堵而起，用这个组合就很合适。

如何判断自己是否偏于湿热呢？

首先要看是否真的有湿，比较简单的一个方法是看舌苔，湿可见舌苔偏厚、腻，看不见底下的舌质；其次要判断是否有热：可以观察小便，正常足量饮水的情况下，小便仍然偏黄，甚至带点灼热或是有很明显的气味，那就说明体内有热。同时满足这两点，才是适合使用赤小豆的体质。

此外，还可关注用后感：是不是感觉舒服了？如果是，那就对了。但如果身体变得更疲惫，或者胃口变差，就要用别的法子来健脾化湿才行，请看下一篇。

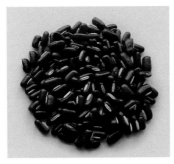
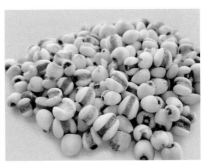

图 2-40　赤小豆　　　　　　　　图 2-41　薏米

吃饱了才有力气减肥，这是硬道理

节食减肥大招，对我咋没效

我们身边，总有几个奉行节食减肥的人。若是一起聚餐，大家总会开玩笑似的劝一句："这一餐可以放开吃，吃饱了才有力气减肥！"对于减肥者本人，也十分纠结：吃吧，怕胖；不吃吧，节食有一段时间了，没觉得瘦了多少，只感觉越来越虚。实在禁不住美食诱惑时，他们也自嘲一句"反正吃不吃都会胖，不如吃点好的。"而放肆吃一回。

其实呀，对于有的人来说，节食减肥并不适合他们，吃饱了才有力气减肥，倒是真理。

招

白术蜜枣排骨汤

白术 10g，蜜枣 2 个，枸杞子 3g，排骨 250g，生姜 3 片。排骨斩块，焯水以去腥味。蜜枣掰开，白术装入汤料袋，与排骨、生姜片一起放入，加足量清水煮沸后转小火，再加入枸杞子，炖煮 20 分钟左右。取出汤料袋，放入少许盐调味即可。

美味贴士：白术略苦，蜜枣可调和，不喜苦者可适当增加蜜枣用量。又或是用白术煮鱼头汤，加入生姜片、芫荽等配料，更为清淡可口。

理

健脾化湿，身轻体健

前文曾提及，有些人发胖的原因是脾虚湿困。这类人群容易疲劳，胃口也不好。还有个特点是，他们会觉得身体特别困重，就像身上背着很重的东西一样。胖起来也多是腹型肥胖，四肢可能相对瘦一些，脂肪都堆积在小肚子上了。

这主要是脾胃虚弱、运转能力不足所致的虚胖。一味地节食，只会让脾胃越来越虚。

人体的饮食，都要通过脾胃去运化，由此化生出的精微供应到全身后，气血充足而流畅，肌肉有力，行走、运动自然都很轻健。与此同时，身体代谢后的废物也能够很快地被运送走，不会在体内堆积。但有些人，脾胃偏虚，水湿又重，这些

"垃圾"堆积在体内，尤其容易流积在腹部，就变成了小肚腩。就算再怎么少吃东西，只要水湿化不开，肥也减不下来。因此，想要更有效地减肥，应该在合理调整饮食结构的基础上，做好健脾的工作。

白术是一味健脾化湿的好药，在补益脾胃的同时能勤快地把水湿分流走。

有的人会问，有的减肥茶里直接用番泻叶泄下不是更好吗？非也。过于峻猛的番泻叶，会造成人体的气血一同流失。白术则是从脾胃这个根本来入手，温和却更有力。当然，需要强调的是，减肥不过是调养好了脾胃、驱逐湿气之后，"顺便"获得的效果而已。

与其说是减肥茶，不如说是健脾化湿茶。脾气健运、身轻体健，两全。

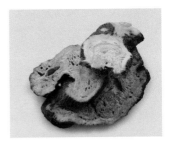

图 2-42　白术

快餐外卖太油腻，
你需要这款解腻茶

快餐时代，太油腻

在快节奏的现代生活中，大多数上班族的工作日午餐都是靠单位食堂或外卖解决的，十来分钟就能搞定一餐饭，方便又快捷。

但食堂的大锅饭和外卖的快餐常常重油、重盐，再加上中午时间比较赶，经常顾不上那么多，狼吞虎咽开吃，一来二去的，就会感觉肚子又饱又胀；有些注重身材的白领更是担心：总这么吃，容易胖吧？

其实，想要解腻，善于烹调的中国人早就想出了好办法，只要加入一味本草就可以了，那就是荷叶。广东地区的糯米鸡、荷叶饭都是用荷叶包裹着米饭和肉食做出来的美食，带着荷叶香气的它们闻起来便令人胃口大开。

工作餐难以吃得上荷叶餐，但可以在办公室备着它，煮水饮用。

荷叶茶

干荷叶 10g、绿茶 5g。荷叶放入养生壶或小茶壶后，加清水约 400ml，煮开后转小火再煮 10 分钟左右。然后滤出荷叶水，去渣后，在茶壶中加入绿茶，趁热加入荷叶水冲泡片刻，便可饮用。配餐或餐后饮用，解腻又消食。

干荷叶在市场或是药店中都可以买到。市场上往往是整片出售，买回后可以剪成小段，更便于浸泡。

理

中通外直，可通脾胃清气

圆盘似的荷叶，在夏日的池塘里常常可以看到。从视觉感官上，这种叶子就给人清凉舒服的感觉。它的枝干如同一条笔直的干道直通于上——这中通外直的结构，跟它通行脾胃清气的作用十分相配。本草古籍中说，荷叶味道微苦而性平，有

"升发清阳，助胃消食"的作用。古人也发现它在美食上的天赋，用它代替锅盖来熬粥，会使米粥散发出特有的芳香，喝了令人肠胃舒畅。

吃完油腻的食物后感觉饱胀，就像喝珍珠奶茶时被"珍珠"卡住了吸管，脾胃的清气无法通过，因此局部会觉得胀气。而芳香透达的荷叶，能帮这股清气向上透发，让油腻的食物尽快得到脾胃的运化处理，使得"管道"重新恢复畅通。而绿茶本身也有解腻消食的作用，搭配在一起，既助消化，还可以使饭后的口气清新。

荷叶还有很好的解暑功效，绿茶还能提神；用荷叶水泡茶本身便是一道古法茶饮，古人说荷叶"与茶同用，开畅清凉"。两者搭配，还适宜在春夏午后饮用。

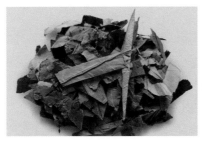
图 2-43　荷叶

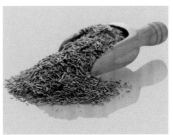
图 2-44　绿茶

和胃通便

大餐后肠胃求减负，茼蒿有良效

 症

放纵吃喝后，肠胃吃不消

现在人们越来越注重饮食健康了，偶尔放纵享受一顿大餐后，都不忘把轻食安排上，吃点蔬菜沙拉，以求给肠胃减负。轻食是一个统称，指分量轻巧的食物，更讲究一点的，不仅食物分量要少，而且要做到少油、少盐、少糖和低热量。简单来说，轻食也可以看作是一种减肥餐。

热衷轻食的人，有的是为了减重，也有的是为了摄入更多健康的食物。由于这类食谱是从国外传入的，因此多带有西方饮食的特色，以生菜、小番茄、苹果等材料多见，有些"中国胃"不一定吃得习惯。

其实，根据食材的特性，选择一些本身就能化痰湿的蔬菜，我们的传统膳食一样可以实现轻食。

招

凉拌茼蒿

茼蒿 100g，适量芝麻油、酱油、醋和 1 个小辣椒。

茼蒿洗净后切小段，水开下锅焯 30 秒，捞出后控干水分。辣椒切小段放入酱油中，浸泡 10 分钟后滤出椒圈。茼蒿拌入少许芝麻油，再浇上一汤匙酱油和少许醋，拌匀后即可食用。

泡过辣椒圈的酱油，辣味淡，香味却倍增，不喜辣之人亦可放心享用。

理

补脾醒脾，给脾胃"放个假"

从中医的角度来说，轻食也是有一定道理的。

《红楼梦》里就提到过，大观园里有个养生秘法：轻微的伤风感冒，不沾荤腥，很快就能好。这是因为，园子里的小姐们素来锦衣玉食，活动量较少，体质偏弱。感冒后，身体要"集中精力"抵御外邪，自然就没法"分心"运化食物了。这时候，倒不如主动减轻脾胃的负担，吃点清淡的或干脆少吃一点，身体反而恢复得快。

轻食也是同样的原理。在物质极为丰富的现代，平素的饮食都偏于浓油重盐，分量也多，脾胃时常处于超负荷工作的状

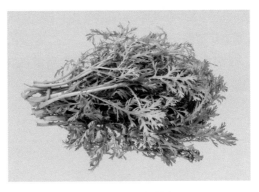

图 2-45　茼蒿

态。吃些轻食，就等于给脾胃暂时"放个假"，休息一下。

茼蒿味道甘醇，正是脾胃喜欢的味道；又有股菊科植物特有的香气，能醒脾。《本草纲目》里也说过，它有"养脾胃，消痰饮"的功效。吃火锅的时候，人们常常会在最后下一把茼蒿，就是因为它能去油解腻。吃下去后肠胃舒服，整个人会觉得很清爽。

除了凉拌着吃外，茼蒿加点鲜肉做成清汤，或是配上炒蛋也是一道美味。

这款通便茶，行气润下不伤身

症

老来易便秘，用药怕伤身

大便难，是很多人上了年纪以后难以启齿的问题。好几天才一次，还干结难出，相当费劲。

为了通便，有人选择含有番泻叶、芦荟叶等泻下通便成分的药物、保健品，刚开始有点效，但多吃几回，效果变差，频繁拉肚子也让人觉得不适。有的人还会选择开塞露，但这也不是长久之计，只能应急时用。放着不管吧，有时候肚子胀得实在不舒服，不仅会影响胃口，整个人也会觉得轻松不起来。

其实，便秘的问题，还需要从自身的饮食入手。用些简便的食材、药材，经过巧妙的搭配，就能润燥通便，不但不伤身，还有调理脾胃的作用。

蜂蜜陈皮水

蜂蜜两大勺，陈皮少许，一般 1 ～ 2g 为宜，最多不宜超过 5g。先把陈皮放入壶中，加清水适量（不宜太多），烧开后再煮 10 分钟，倒出放置微温后，加入蜂蜜调匀，即可饮用。宜多蜜少水，保证饮入的蜂蜜浓度够高，通便效果才佳。

配合腹部按摩通便效果更好。晨起可空腹饮用一杯蜂蜜陈皮水，然后以肚脐为中心，双手掌心相叠，在腹部绕圈按摩数十周，顺时针、逆时针方向各半。

老年便秘，宜补不宜泄

很多通便茶之所以能通便，是因为性质偏苦寒——苦味和寒性都有降气的作用，可促使肠道气机向下运转，促进大便排出，这对于青壮年的热结便秘比较适宜。

但对于大多数老年人，这个法子方向不对，而且身体容易吃不消。人到老年，体质往往偏虚偏燥，本身津液不足，肠道干燥，导致大便难以排出。这时如果用性质苦寒的泻药，硬是把水分"泻"到肠道里，以促进排便，虽然也能见效，但是会以伤津耗气为代价，太过于简单粗暴。我们不妨从老年人的体质特点出发——既然属虚、属燥，那就用补法、润法。

蜂蜜本身就是柔润生津的，而且味甘可补益脾胃，对于老年人来说就很友好。而行气、暖胃的陈皮，可以启动脾胃、调动气机的运转。有了陈皮作为"启动按钮"，又有了蜂蜜这个"润滑油"，把肠道滋润得"光滑顺溜"，排便自然也顺畅多了。如果是年轻人出现大便干硬，同时又体型瘦弱且体质不佳的，不妨也可一试。

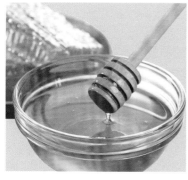

图 2-46　蜂蜜

图 2-47　陈皮

苦杏仁，能解便秘之苦

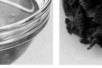

久坐族的便秘，不吃"苦"不行

都说生活就要甜蜜，但最受欢迎的饮品反而是那些甜中带点苦的，例如咖啡。

越来越多的白领爱上咖啡，为什么呢？有的人是为提神，有的人是为通便。久困于写字楼，坐得多、动得少，容易出现便秘。包括香蕉在内的各种水果，吃了不少，却收效甚微。倒不如一杯咖啡下肚，就开始跑厕所。有人还喝出经验来了：越纯的黑咖啡，通便效果越好。不少人视此为通便"偏方"，每日美式特浓咖啡不能断。

其实，相比于咖啡这种舶来品，还有一种药食两用之品，同样甜中带苦，润肠通便效果不输咖啡，还能润肺镇咳，它就是杏仁。

招

杏仁露

杏仁 100g、糯米 20g 和白糖适量。

先把杏仁浸泡 30 分钟，或烧开水后煮 10 分钟，再搓去外皮；糯米泡至发软。把处理好的杏仁和糯米一起放入豆浆机或破壁机里，加适量清水打成浆。滤去粗渣后，在浆水中加适量糖，再兑入少许水，煮沸 10 分钟以上，即可饮用。

杏仁分甜杏仁和苦杏仁两种，苦杏仁通便的效果更好，做出来的杏仁露也更香。但生的苦杏仁有小毒，务必充分煮熟。甜杏仁就是日常可当零食吃的品种，在普通的坚果摊上便能买到。

理

苦沉滋润，润肠通便

苦这种味道，经常不受待见，但偏偏咖啡和杏仁露那种恰到好处的苦，叫人着迷。巧的是，"苦"正是它们通便的奥妙所在。

在中医看来，苦能降、能破结。意思就是，当肠道里有堵塞不通的地方时，苦味能够促使气向下冲，以打破局部的阻碍，因此能通便。而杏仁除了苦以外，本身还是一种富含油脂的植物种子，用它加上糯米打碎煮成黏稠的糊，滋润的效果就更好了。之所以选糯米，一是其黏性好，容易成糊，口感更滑；二是其性味甘温，补益脾肺，能给这两个负责气机运转的中枢补充能量和动力。

大便特别干燥的人，对润肠的需求更高，可以多加些糯米，或以蜂蜜代替白糖。如果是大便不干，但是肠道气滞转不动，总是憋得难受就是排不出的人，对行气、下气的需求更高，可以不放糖而多加杏仁。这款原味加浓版的"杏仁露"，还可用于感冒后干咳的调养。

中医说"肺主皮毛"，如此看来，润肺的杏仁露，还能顺便美容呢！

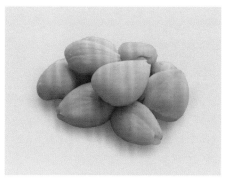 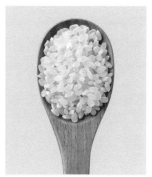

图 2-48　杏仁　　　　　　　　　图 2-49　糯米

冷饮喝多了胃难受，换一杯香茅茶

冷饮不离手，脾胃受了伤

暑期热得让人难受。这不，很多人不仅家里要开着空调，冰箱里还要备着一溜儿的各色饮料。从外头回来，嗦根冰棍，开瓶汽水，一股冰凉直透心底，那叫一个痛快！走在街上，冰沙款或是加了满杯冰块的冻饮，自然也是这个季节里人手一杯的热销品。这些冷饮，喝起来是一时爽，但整个夏天下来，脾胃已经在不知不觉中受了伤。

不信看看舌头，舌苔是不是又白又腻？还有那时不时发作的胃痛和拉肚子，都是事出有因的。女生就更辛苦了，有的经前喝了冰水，月经期间小肚子痛得不行，可真难受。

但是，漫长的暑热天，少了消暑的饮料可怎么过呢！不如自己动手做一杯特制的香茅柠檬茶，清爽解暑还化湿。

招

香茅柠檬茶

香茅15g，柠檬1个，红茶适量。鲜柠檬切片备用，香茅叶洗净，去根部后剪成小段，如为干品则需要稍微泡发。将香茅放入锅中，大火煮开后转小火煮10分钟。关火后，滤取香茅水泡开红茶，放至不烫手时加入柠檬（切片），稍凉后即可饮用。

香茅本身已微甜，喜欢甜口味的，还可略加糖调味。柠檬偏酸，用量可自行调整。

香茅温燥，平素胃火亢盛或是易胃溃疡出血者不宜使用。

理

辛香醒脾，驱散寒湿

香茅是亚热带常用的香料，泰国传统的冬阴功汤里，香茅可是调味的灵魂。它不仅可用于烹调，还有散寒湿的作用，这对脾胃很有帮助。尤其在夏季，不少人爱吃雪糕或是冰冻饮料。这些冷冰冰的东西进入人体，就如《红楼梦》里薛宝钗说冷酒对身子的影响，"还得拿五脏六腑去暖他"，容易化为体内的寒湿。

寒湿困脾，就像一层薄霜覆盖在地面，不把它化开，"土地"就无法进行耕种。带着柠檬香味的香茅，既活泼又发散，温热的性质又使它具有散寒的作用。所以，喝下去的香茅水，就像一股流动的暖风，能把脾胃里覆盖着的寒湿吹走。所以，平日冷饮不离手的人，不妨改调一杯香茅茶中和一下体内的"寒"。清新的酸，微微的甜，也开胃。

选耐热的透明玻璃杯，再剥取新鲜香茅的叶鞘做吸管，做出来的香茅茶更好看，充满热带风情。

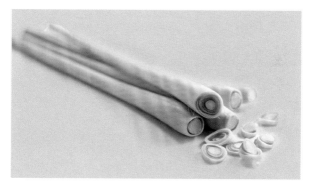

图 2-50　香茅

健脾化湿

夏季贪食，口气太重怎么办？
试试这款炒蛋

症

热闹夜宵，利口不利脾

热热闹闹的夜生活，少不了烤串和小龙虾。尤其在夏天，年轻人最爱啤酒冷饮，搭配着各类烧烤，一口冷饮一口肉，别提多痛快了。但多吃几顿，就会发现自己的舌苔变得又黄又厚。更令人尴尬的是，不知道从什么时候起，一张嘴就有口气，不仅自己觉得难受，也怕别人闻到。

为了改善口气，不少人买了高档的漱口水，一天几次地勤快漱口，口香糖也嚼个不停；虽然这些方法暂时有效果，但嘴里的气味还是挥之不去。毕竟，这是脾胃湿热惹的祸，不解决根源可不行呢。

今天，就让我们学一个食疗招，去化解由肥甘厚腻饮食所致的口臭。

招

苦瓜豆豉炒蛋

新鲜的苦瓜 1 条（约 250g），1 勺豆豉（约 5g），2 个鸡蛋，油、盐适量。先将苦瓜切开去芯，再切为薄片，不喜欢苦味的可过水焯一下。鸡蛋打成蛋浆，热锅下油，油热后倒入蛋浆，先用小火将其炒成稍凝固的蛋块，倒出备用。再加少许油，下豆豉炒香，加苦瓜翻炒熟，再加入炒蛋和盐，一起翻炒片刻，即可享用。

也可将豆豉和苦瓜炒好后再加入蛋浆，用蛋浆包裹上炒好的材料，再翻炒，这样更嫩滑。

理

脾胃郁热难发，豆豉来解

炎炎夏日，总令人提不起食欲。人在没胃口的时候，不由得想吃些香口的煎炸物。虽然满足了口腹之欲，但这类食物重油、重盐，又辛辣香燥，本来就容易化热生湿。如果再加上冷饮，相当于把一个冰盖扣在热锅上，一下就把这股火热困在脾胃里。热散不出去，水湿也化不开，就像无人清理的厨余垃圾在高温下逐渐腐化，自然会散发出不好的气味，导致口气重。

这款炒蛋中看似没什么存在感的豆豉，其实是堪当大任的主角。豆豉来源于豆子，它本来就是具有萌发之力的种子，发酵过后质地会变得更疏松，具有从内至外散发水湿的作用。作为厨房常用调料，豆豉不仅可以去腥添风味，还能助脾化湿，令人胃口大开。豆豉的效力非常温和，不会有强烈的发汗作用，也不助热，正好用在夏天的内湿证中。配上清热的苦瓜，这道清爽的素菜便能化湿解郁热，再配上营养丰富的鸡蛋，老少咸宜，尤其适宜作为夏日家常膳食。

假日期间饮食过于辛辣油腻的，也不妨在后期做做这道菜，下火解腻。

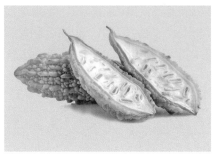

图 2-51　苦瓜

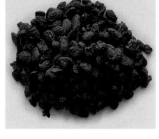

图 2-52　豆豉

孩子瘦弱不长个，变着花样吃山药

瘦弱娃怎么补都不见效，急煞人也

比起过去吃不饱、穿不暖的生活，现在的物质条件已经好了太多了。可让很多家长不解的是：为啥自家孩子总那么瘦弱？换作过去，糊糊加奶粉不也能养出健壮娃吗？看着自家娃比别的小孩瘦了一圈，家长们恨不得天天山珍海味供着补营养——无奈还是不奏效。

要不？试试网络和电视上销售的营养品？可是看来看去，都是一堆似是而非的成分。孩子不爱吃，老人们也唠唠叨叨：正餐都吃得少了，光靠这些药片哪能长胖？

其实，孩子吃不胖，还得从食疗做起。不如自己动手做营养品，更健康、更美味、更安全、更可靠。

招

山药木耳胡萝卜

新鲜山药 200g，干木耳 5g，胡萝卜 50g，瘦肉 100g，青椒 20g，蒜一瓣。

山药和胡萝卜去皮后都切片，木耳泡发洗净后切成小朵，青椒切丝，蒜切末，瘦肉切细条后加入酱油腌制一下。热锅放油，先下蒜末略炒香，然后下胡萝卜和青椒先炒至半软，再加入瘦肉、山药和木耳继续翻炒至熟，加少许盐调味。

这道菜搭配丰富，颜色鲜亮，可以勾起孩子的食欲。青椒主要为了配色和调味，如果孩子不吃辣可去掉，或者选用甜椒。

理

健脾胃、补营养，助力长壮

很多家长都听说过山药可以健脾，却未必知道它的特长：山药在健脾胃的同时，还能助长肌肉。《本草纲目》里就说，坚持吃山药，不仅有补中的效果，还能益气力、长肌肉，使瘦弱的人变得结实。健脾胃和长肌肉这两者之间，其实是有密切关系的。俗话说，肌肉壮不壮，脾胃说了算。全身肌肉依赖脾胃运化水谷精微供养，才能壮实丰满。

山药味道甘甜能健脾，肉质粉腻的它，可以促使脾胃吸收精华，并促使身体把精华储存起来，因而能形成良性循环：精华的储存，可补充气血，使得人脾胃的功能更强健了，又能够从食物中吸收更多的营养。它对于体质瘦弱、胃口不佳，或是胃口虽好但吃了不胖且容易拉肚子的孩子来说最合适了。

而且，山药不仅可以和很多蔬菜搭配，切片后单用油煎也是又脆又香，还有煮粥、煲汤、打糊糊等多种吃法。山药的性质不温不燥，可以日常食用，还可以变着花样吃，作为调养佳肴再合适不过了。

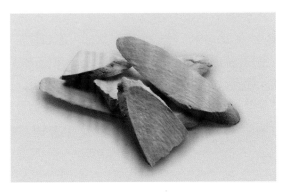

图 2-53　山药

游山玩水累腰膝，芡实来助力

游山玩水湿气困扰，腰膝酸软疲惫不堪

近年来，全家游走俏。尤其是家里上有老下有小的，假期一家老小同游，其乐融融。小孩爱玩水，老人爱看风景，因此不少家长会选择去海边游泳、划船，又或是去山里看看溪流、走走山路，给家人换个环境，感受一下大自然的气息。

虽然一路上玩得非常开心，但山路走多了，大人的膝盖难免受不了。尤其是老人家，腰腿本就不好，再加上海边和山林里湿度大，玩水时也难免受些湿气，一两天下来，腰膝酸软，累得不行。回到家里，捶着腰休息半天都缓不过来。

应对这种情况，可药食两用的芡实，有了用武之地。

招

芡实猪骨汤

新鲜猪骨 500g，芡实 30~40g，芫荽一小把，生姜适量。

芡实洗净后泡发，猪骨洗净后先焯水去腥味；锅中加入适量清水，放入猪骨、生姜片和芡实，煮开后转小火煮 40 分钟；加入切碎的芫荽段和适量的盐，再焖煮 5 分钟即可。

芡实也可以用于煮粥，在上述材料中加米、加水，便成了好喝的猪骨粥。

理

健脾益肾，祛湿双保险

俗话说"小孩子没有腰"，这当然是句玩笑话。之所以这么说，是因为小孩子元气足，很少出现腰酸等不适，从而基本感觉不到腰的存在。然而，上了年纪以后，腰是最容易出问题的。

究其根本，湿气使然。水湿本身就有下渗的特点，一旦人体"处理"得不干净，很容易沉积在腰腿这些地方。对于这种情况，单纯化湿还不够，还得加上一点补药，帮助我们的脏腑，尤其是脾、肾，将内部的水湿给运输走。

芡实补肾又健脾，祛湿双保险：一方面为肾脏运输水湿增加了驱动力；另一方面，促进脾胃健运，让水道更为通调，便于排湿。芡实又叫鸡头实，它和睡莲有点像，叶片紧贴着水面，下半身基本泡在水里头，但照样长得生机勃勃。正因如此，芡实本身就很能驾驭水湿，尤其擅长处理身体下半部的水湿，腰膝关节酸软不适最宜使用。用它加上足量的生姜暖胃散湿，融入鲜美的肉汤里，不知不觉就清除了腰膝里"积聚"的水湿。

芡实性质平和，老人、小孩都可以一起吃，还能为体虚之人补养身体，用作家庭药膳，最适合不过了。老人夜尿多的，吃它也有帮助。

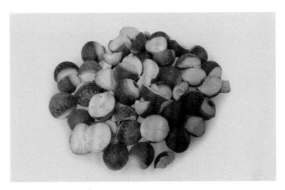

图 2-54　芡实

配上这壶陈皮茶，月饼甜腻不再怕

月饼当季，又甜又腻

每到中秋佳节来临前的 1 个月，各大商场就开始张贴出华丽诱人的月饼广告。虽然大家总嚷嚷着年年吃月饼，吃都吃腻了，可每到这个时节，不管是自家享用，还是送人当礼品，挑来挑去，还是拿上它最有节日氛围。

近年来，月饼的花样越来越多，也越来越精致，有的甚至别出心裁，打出低糖、健康的卖点来。但总的来说，绝大多数的月饼，口味仍以甜、腻为主。尤其是经典的、传统的莲蓉、豆沙馅料，仍然是人们无法舍弃的口味，牢牢地占据着品类上的 C 位。

不吃月饼的中秋，是不完整的。只是，多吃两口就容易感觉饱胀，影响胃口。嫌弃着它的甜腻，却又无法放弃。要想解决这个矛盾，必须有一点巧妙的搭配才行。

招

陈皮茶

普洱茶 5g，干陈皮 5g（可以掰成小块或者切细丝），两者一起放入茶盅，加沸水冲泡，频频代茶饮。

陈皮的选择需注意，零食版的陈皮都用糖腌制过，功效较弱，建议到零售药房购买药材。这种陈皮会略苦，但香气也会更浓郁，年份越久的陈皮，消食的力量会越柔和。这种茶和数年前流行起来的小青柑普洱茶有些类似。

理

上通下行，化解甜腻

中医的五味分别是酸、苦、甘、辛、咸，其中甘味有补益和缓的作用，能够给人体提供能量。但有时能量给得太多了，人体消耗得慢，就容易造成脾胃积滞。这就是甜食吃多了容易腹胀的原因。

巧妙地搭配不一样的味道，情形就大有不同。

陈皮苦中带辛，苦味能降气，辛味喜上行，两种味道调和在一起，就像开通了两个不同方向的通道，能把积滞在脾胃中的能量上下分流，甜腻之感也就随之化解了。善于养生的广东人，早就把这个秘诀运用于豆沙类糖水的制作中，那就是在原料里加上一点陈皮，开胃又消食，还增添了风味。普洱茶性质和暖，同样可以解油腻、化积滞。而且，茶香醒脾，能引导脾胃更好地"运动"起来，可增强消化运转功能。陈皮和普洱茶相配，消食、解腻又开胃，和月饼实在太搭了。中秋时节，一壶茶一块饼，三五知己一同分享，和赏月相得益彰。

平时吃甜腻糕点，也可以配上它。

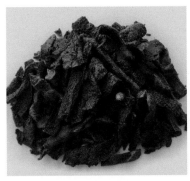 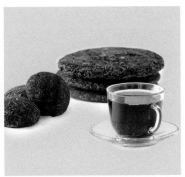

图 2-55　陈皮　　　　　　　　图 2-56　普洱茶

清热降火

上火了？这款快手凉茶安全又有效

夏天上火，烦！躁！

每到夏季，广东的凉茶铺子的生意就特别好，人们排着队买清热下火的凉茶。南方的暑热袭人，体内仿佛被点燃了一把火，不仅烧得人口干咽痛、烦热躁动，还伴有便秘、口气。而可以清心降火的凉茶，自然就成了夏季的热销品，它的美名传遍了大江南北。商机太过火热，有的不良商家甚至往凉茶中加入解热镇痛、镇咳、消炎杀菌的西药成分，以求效果更快、更好。

凉茶源自岭南，传统凉茶铺里的品类，讲究的是用料扎实地道，才能熬出效力十足的浓黑茶水来。人们也是出于对传统医药的喜爱和信赖，才会选择这种历史悠久的饮料。虽然现在已经有很多包装精美的现成商品，但不少人还是爱到凉茶铺子里，喝一碗现熬的凉茶，觉得这样效果更好。往中药茶汤里加西药，显然和凉茶的本义背道而驰了。

想喝凉茶，身边又没有现成的商铺，也可以自己在家动手做，方便又放心。

招

夏枯草菊花茶，微苦甘和能降火

夏枯草 10～15g，菊花（黄菊、白菊均可）10g，红糖适量。锅中加水 500ml，煮开后加入夏枯草和菊花，小火煮10～15 分钟，滤去药渣，加入红糖搅拌至融化即可。

上述材料，在干货铺或药店里都能买到。注意，脾胃不适、感冒期间、腹泻时不宜饮用。

理

缓和发力巧降火，安全有效利脾胃

如果把人体的阴阳平衡比喻成由热水和冰水兑成的一杯温水，那么上火就是因为里面的热水兑入得太多了。

夏枯草与黄连、黄芩等大寒之品不同：黄连、黄芩等药力道猛，就像给人体加冰水，用自己的寒性把"热气"给压下去；夏枯草力巧而柔，像是一个纺锤，一丝一缕地把"热气"卷起来，让多余的阳气转化为阴分，就像让热腾腾的水蒸气自然冷却，化为液体一样。曾有人上火后用黄连，症状不减反

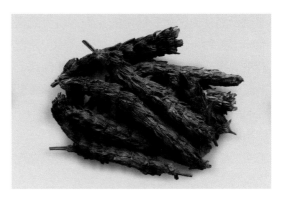

图 2-57　夏枯草

增，这是火热之邪在压制下出现了反弹，而改用夏枯草就好了。

不得不说，有时候，用药用得猛，不如用得巧。而且，很多人都晓得苦寒伤胃，黄连、黄芩都属于典型的苦寒药。相对来说，夏枯草对脾胃较为友好；配以清热的菊花，清热效果更好；红糖的加入，能安抚、滋养脾胃，可在一定程度上弥补寒凉之性对脾胃的损伤，而且能让口感加分。

总的来说，夏枯草菊花茶，清热力道柔韧和缓，更适合家常饮用，适用于暑热时节的燥热、过食辛辣而上火等不适。熬夜后出现眼红、眼痛也适用。

桑拿天里的清热解暑茶，马上安排

暑气蒸腾，湿热难耐

每年清明过后，我国从南往北，逐渐拉开湿蒸的桑拿模式。人处于暑气蒸腾的湿热环境当中，难免浑身不自在。这无处不在的潮湿，躲是躲不开了，但喝些利湿的草药茶，倒能让人觉得舒服些。

以前曾有一款特意以"白花蛇舌草"为卖点的饮料。不过，人们对这款饮料的认知，多停留于难喝这个层面。早些年，新闻把它列为最难下咽的饮料之一，说是"直击灵魂的难喝"。当然，难喝只是部分人的主观感受，喜欢它的人也不少，好些东南亚国家的人都爱喝它，这也和这些地区的潮湿气候不无关系。

其实，这种小草就是我们身边很常见的野草，大多数药房也都能买到，便宜易得。用原汁原味的它做成的夏日饮品，本不难喝。

招

白花蛇舌解暑茶

白花蛇舌草干品 20 ～ 30g，红糖适量。干草洗净后，放入锅中，加水 600 ～ 800ml，煮开后转小火煮 20 分钟，滤去渣后倒出，加入红糖，趁热搅拌至融化，即可饮用。

白花蛇舌草在野外十分常见，在确保能正确辨认的前提下，采全草洗净后也可鲜用。鲜用时，可适当增加用量。

这道茶在炎热又潮湿的季节里最适宜饮用，但如有畏寒易腹泻等情况便不适宜。

理

清热利湿解暑，柔和不伤脾胃

白花蛇舌草的叶子细小，宛如蛇伸出的舌头，夏天又会开出星星点点的白花，因而得名。

在暑夏湿热时节，人们总会觉得难受：湿热导致身体困重，暑气蒸腾，又让这股湿热化气往上冒。这时，光清热是不够的，还得引导蒸腾的湿气降下来。而白花蛇舌草不仅能清热，还能利湿，双管齐下，在引导水湿由小便排出的同时，还能一并将热量带走，因此在桑拿天里特别适合。

白花蛇舌草的凉性柔和不伤脾，再加上甘甜可口的红糖护胃，老人、小孩都能喝。对于夏季里容易出现咽喉肿痛、皮肤化脓生疮，同时伴有小便色黄不畅的情况都有帮助。

白花蛇舌草特别好养活，花盆或是田埂边缘一长就是一大片，人们常就地取材，便宜易得又好用。夏季跟着阿嫲采草煮茶，定然也是好些人难忘的童年回忆。

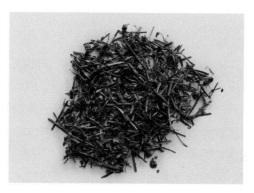

图 2-58　蛇舌草

补到流鼻血？喝碗清润糖水

症

进补不成，上火难耐

这几年来，冬季进补已经成为大家所熟知的养生潮流。简单一点的，会在入冬后多吃几顿羊肉；讲究的，更是各类补品轮番上阵，日日补汤不重样，为的就是抓住进补的好时机，来年求得好身体；又或是操劳了一年，想趁着冬季严寒，好好地补养一下身体。

进补虽好，却不是每个人都受得了。比起补到流鼻血，更常见的是燥热不已、眼睛红肿、牙龈肿痛、失眠烦躁……身体还没补上，反而添了一堆不适。

与其心疼和懊恼，不如想想怎么补救。下面这道清凉可口的糖水，就能缓解进补后的那股热劲。

招

萝卜雪梨水

1 根白萝卜（约 500g），1～2 个雪梨，蜂蜜适量。

白萝卜去皮，雪梨去皮去心，两者切块，放入锅中后加适量清水，煮开转小火煮 20 分钟。将汁水滤出，放凉后调入少许蜂蜜，即可饮用。

新鲜的萝卜更清热，如果能买到脆甜可口的生萝卜，和雪梨一起生吃，起效更快。但体质虚寒者不宜生吃。

理

清润生津，降火不伤胃

补到上火，往往发生在服用温热药材、食材之后，例如黄芪、红参、羊肉等。有些特别不耐进补的人，甚至多吃些大枣、桂圆也会难受。

按理说，强壮、阳气旺盛的男性才容易出现这种情况。这时，喝些清热的凉茶就行了。但现实是不少瘦弱的女性也常如此。究其原因，除了进补的方法和分量没把握好之外，还有体质差异的问题，很多女性本身阴液不足。温热补药好比火焰，阴液好比灯油：如果火旺油少，很容易出现阳亢阴虚，人也燥热难受。虚不受补说的正是这种情形。苦寒的凉茶用于壮实者尚可，对于虚弱者来说，容易吃不消。

因此要换个思路，把体内的水分补足，以此平息身体里的火热。

雪梨和萝卜都是水分充足的果蔬，有生津解渴的功效，煮水调蜂蜜饮用，清润的同时还可以养护脾胃。北京人冬天爱喝小吊梨汤，也正是这个理：梨子清润，炖熟了喝，能解羊肉的燥热。

这碗萝卜雪梨水，和火锅也很搭。冬季吃辣上火时，也不妨配上它。

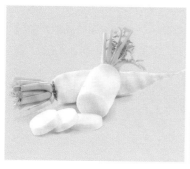

图 2-59　萝卜

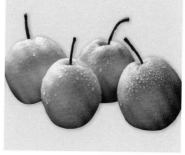

图 2-60　梨

口苦挥之不去，苦瓜来"灭火"

上火了，浑身不自在

广东人总把上火、热气挂在嘴边，自有道理，这主要是本地湿热的自然之气使然。不过，上火并不局限于广东地区或广东人，也与体质、生活和饮食习惯有关。例如，有的人胃火偏旺，会表现为口干口臭、大便秘结；或经常熬夜，出现眼睛红、痛；或贪食油腻煎炸，牙龈肿痛，感觉消化不良，胃腹部胀满不适……

林林总总，不一而足。尤其是嘴巴里的那种苦味，上火时总挥之不去。早上一醒来嘴里就不舒服，吃什么都没滋味。这时吃点苦瓜，可以给肠胃带来清爽感。

新鲜应季的苦瓜生长在夏秋时节。其实，冬天也可以吃点。还可以晒成苦瓜干，一年四季，随取随用。

招

苦瓜茶

苦瓜干5~6片，绿茶少许。

将苦瓜干放入锅中，加水约600ml，煮开后转小火煮10分钟，关火后滤去渣。茶壶中放入绿茶，加入热苦瓜水冲泡，代茶饮。

理

苦降生津，下火不伤胃

完全成熟的苦瓜是润泽的金黄色，瓜肉和瓜瓤也会变得软烂甘甜。可人们就喜欢它青涩时的那种苦味，可以说是名副其实的"自讨苦吃"了。

为什么有的人对苦瓜如此欲罢不能？因为吃了舒服。

中医认为，味可以分为辛、甘、酸、苦、咸五种，其中苦味具有降的作用，能驱使阳气向下走，如同太阳下山，使大地恢复清凉。因此，许多清热降火类的药材都是苦的，如黄连；又或是一些行气通便的药材，如大黄，也会具有浓郁的苦味。

都说苦寒燥湿、苦寒伤胃，苦瓜的苦寒，略有不同。它是诸苦中柔和的一种，而且它水分丰富，苦而多津，在降火清热的同时又可养阴生津。因此，那些本身就胃火旺的人，吃上苦瓜自然觉得舒服，不仅口干、口苦可以得到滋润，肠道也会变得通畅。

熬夜后火气上冲，导致眼睛红肿的，还可以在苦瓜茶中加入苦瓜籽，降火明目的效果更佳。再加上少许绿茶，还能清新口气、提神消滞。

比起茶饮店中加冰加糖、绿得发青的苦瓜茶，这款简易的自制凉茶，茶汤淡绿、苦得简单、苦得天然，降火生津，值得一尝。

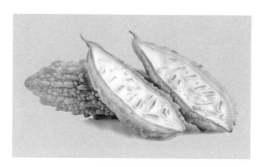

图 2-61　苦瓜

痔疮出血，又尴又痛！
花汤止血又利湿

在"格子间"里工作的白领，久坐是难免的。久坐少动的习惯，除了带来颈部僵硬、腰痛等不适，不少人还有一个更尴尬的问题：痔疮。不发作的时候还好，一旦吃了顿烧烤或是辣菜，痔疮就发作了：不仅又肿又痛，大便一干硬还容易出血，便后马桶里总有鲜血。

自己买些痔疮药膏涂上，肿痛是好些了，但便后出血却没那么快好，只要一吃上火的东西就加重。这尴尬的秘事也不知向谁说，只好找找有什么食疗方。

要是在广东，初春时分，你定能看到不少本地的叔叔阿姨，在木棉树下捡刚刚掉下来的花朵。它，或许能帮上忙。

招

木棉花猪骨汤

干木棉花 15 ~ 20g（鲜花可以多用一点，大概 30g），干薏苡仁 20g，茯苓 20g，猪大骨 500g，蜜枣 2 颗。新鲜的木棉花可以把花萼去掉，主要把花瓣保留下来。干木棉花一般是已经处理好的，洗净后和薏苡仁一起泡发就可以了。锅中加水，煮开后下生姜片和猪大骨先焯水去腥。然后加入木棉花、薏苡仁、茯苓和蜜枣，煮开后转小火炖 20 分钟，再加点盐调味即可。

肉质的花瓣吃起来有点海带的口感，不喜欢吃它的人也可以直接喝汤。湿热偏重的人，还可以把茯苓换成赤小豆，效果更佳。

理

木棉花汤是广东的特色菜，木棉花也算是岭南地区的特色药材。这种植物多生长在南方，常被用作行道树，每年的冬末春初，火红而鲜艳的木棉花是路边靓丽的风景。这种花朵味甘而性凉，有清热利湿和凉血的作用。当地人喜欢把它晒干后保存，到了湿热时节便能用得上。

春夏季的岭南城市，常常雨水连绵，湿气很重；沉重的湿邪裹带着体内的热，沉到下焦，就会导致湿热腹泻或是痔疮的发生。如果再吃些燥热的食物，热盛动血，痔疮的出血便难以避免了。而木棉花的这份凉意，能深入血分之中，清除血热，起到止血的作用。加上利湿的茯苓和薏苡仁，更能排出体内的湿热，体质壮实，天热时总上火的人不妨多吃。

　　但是，如果是平素不能耐受寒冷食物、脾胃虚寒的人，即使痔疮出血，也不一定是实热，请务必咨询医生后再食用。

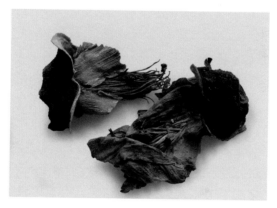

图 2-62　木棉花

温暖补身

冻手冻脚太难受，快喝这碗暖身汤

症

穿了秋裤，还是冷

一到冬天，北风呼啸，吹得人直哆嗦。对于怕冷的人来说，秋衣、秋裤可是不能少的装备，早早就穿上了。即便如此，手脚还是冻得舒展不开。"穿多少都不暖和！"他们说。一些上了年纪的人，天一冷，关节都冻僵了，别说最喜欢的广场舞跳不动，爬楼梯也要歇上好一会儿。更难受的是晚上，关节又冷又痛，不用热水袋敷都睡不好，膝盖里好像结了冰一样。

"冬天来了，春天还会远吗"——难道在这难熬的寒冷里，就只能天天盼望着春暖花开吗？不，其实有简单且美味的法子来解眼下的冰冻。

招

巴戟天炖鸡

巴戟天 10～15g，鸡半只（或 500g 鸡肉），枸杞子 5g，大枣 2 颗，生姜数片。

鸡肉先斩块洗净，加生姜片腌制 20～30 分钟（也可加少许黄酒）。锅中加水烧开，放入巴戟天和鸡肉，煮开后转小火煮 30 分钟，再加入枸杞和大枣煮 10 分钟，加入少许盐调味即可。饮汤及食用鸡肉。

理

补脾补肾，温阳暖脚

冬天的手脚冰冷，其实有很多种原因，但多数与本身阳气虚、抵御不了寒冷有关。

如果说人体就像热烘烘的小炉子，那么阳气就是保证温度的热量来源。为了抵御寒冷，人体会消耗更多的热量，因此"炉子"里的火，得烧得更旺一点才行。但要是人本身的"热量来源"不够，那就只能保证"炉子"的核心区域温暖，而四肢这些外周部位就照顾不到了。为此，冬天常常要多吃一些温热食物，以助力"火炉"供热。

巴戟天是为数不多的、产自岭南的补阳之品。在其产地广东德庆，当地农民常常会用它泡酒，冬天喝上一两口，能散寒湿利关节。但酒毕竟不是人人都能喝，因此用它炖汤，就更适

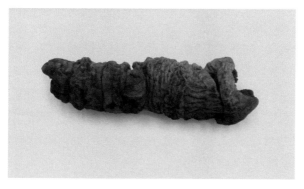

图 2-63 巴戟天

合一般家庭食用了。<u>巴戟天配上同样性温滋补的鸡肉，加上甜甜的枸杞子、大枣，协同补充了人体的阳气——尤其是肾、脾之阳。</u>

补肾之阳，相当于给"火炉"添了炭，补脾之阳，好比给火炉轻轻扇风，热源够了，加上适当的助燃，暖意即可徐徐输送到全身各处，包括远端的四肢。尤其是那些一冷关节就活动不开的，吃它更为适合。而且，这几味调配出来的味道，还挺好。

冻疮又痒又痛，养血补身汤可解

冻疮痛痒难解

在北方，冬天里的寒风，往往刮得人脸痛，已经够难受的了。如果手上、脚上再冒出几个又痒又痛的冻疮，那就更痛苦了。每天早晨，把肿痛的脚塞进鞋子里的那份辛苦，只有长过冻疮的人才能体会。

如果做好充分的保暖，还好一点，但手、脚、耳朵等部位，实在太容易受冻了，出门一趟，难免有保暖疏漏之处，这些地方，仿佛就是冻疮的"出口"，逮着机会就往外冒，叫人抓狂。有的人更无辜，裹得严严实实不出门，冻疮也照发不误……为什么别人不长，就我老受这份苦？有没有什么办法，可以解决冻疮的苦恼？

当归羊肉汤

新鲜羊肉 500g、当归 10g、大枣数颗。羊肉切小块后焯水去掉膻味，放入砂锅内，加入生姜片、当归和大枣，加足量清水后大火煮开，转小火炖煮 1～2 小时。加盐调味，饮汤吃肉。

烹饪贴士：如果想要缩短烹调时间，可以改用高压锅。如果吃了觉得有些燥热，还可以适当加入萝卜、甘蔗等调和。

暖血养血，解冻暖身

在物资匮乏的年代，因衣不蔽体而长冻疮是常有的事。但现在，对大多数人来说，生活中做好基本的保暖是没有问题的，为什么有些人还会长冻疮呢？这就要从自己身上找原因了。

冻疮一般出现在手上、脚上，这些地方属于身体的外周，是气血供应相对较少的末梢。如果把人体的血液比喻成储存在暖水袋里的热水，当袋子里的热水很满时，整个外壁摸起来都是暖和的，足以抵御外界的寒冷；但当里头的热水量太少，就没法充盈每一个角落，必然有些边边角角的地方摸起来不热。冻疮就是因为缺少血的温煦，受寒而引发。

因此，要减少冻疮的发生，就要先给身体"灌满热水"，也就是暖血养血。温润色红的当归，可入血分，在补血的同时又能暖身，抵御冻疮很有效。当归搭配温性的羊肉补血更佳，又可以去掉羊肉的膻味，真是一举两得。

很多人烹饪羊肉，会用辣椒爆炒、用孜然粉调味，看起来更温热，实则不如炖煮滋养。这就好像用猛火熬汤，没几下就把汤全蒸发了；而用小火慢慢炖，更能让温热的效力持久和缓地散布周身。而且，当归羊肉汤里搭配的生姜、大枣入脾胃，甘中带辛，能使温性比较长久地停留在中焦，由内至外地温煦肢体。冬天吃它，不仅不怕长冻疮，被窝里的手脚也能很快暖和起来。

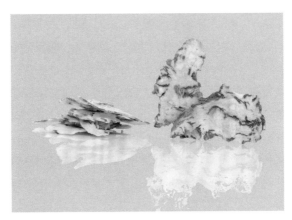

图 2-64　当归

咳到气虚，白果糖水来补救

咳咳咳，气都虚了

家里如果有肺气虚弱或是本身有肺病的老人家，一到天冷时节，易犯咳嗽。这种咳嗽，往往不讲道理，明明感冒已经好得差不多了，或根本没有感冒，但就是咳。虽然咳嗽也不剧烈，但它不是一两下，也不是一两天，反反复复，数周不止。老人家身体本来就弱，久而久之，会觉得咳到整个人都虚了，总提不上气来。

这种应季而发的情况，应季的白果（又称银杏）就能帮上大忙。

招

白果糖水

带壳白果 300g（如果是不带壳的，100～150g 便足够），白糖适量。

白果砸开去壳后，表面还粘着一层褐色的膜，放入清水中加热，煮至褐色膜脱落，清洗后就得到橄榄球形状的黄色果子。将果子对半切开，冷水中浸泡 8 小时，其间每 2 小时换 1 次水。将泡好的白果捞出沥干，加白糖混匀，腌制 1～3 小时。最后在锅中加适量清水，将腌好的白果放入，煮开后再小火熬煮 20 分钟左右，待其软烂入味后即可食用。

注意：生白果有一定毒性，一定要充分煮熟后方可食用。

理

因虚而咳，补虚可止

这款白果糖水，是潮汕地区天冷时节的家常甜品。白果甜品，也是大型潮菜筵席上压轴出场的主角，逢年过节，家家户户都要吃。

潮汕人爱白果，不是没有道理的。寒冷季节，人的肺脏难以耐受，平素体质虚弱的人，尤其是老年人，容易诱发咳嗽，久咳不止，越咳嗽越没力，到后期会觉得非常疲惫。这种咳嗽就像轮胎破了个洞，得先把破洞处补上，不然，越咳嗽越"散气"，肺气没有办法顺降，而进入恶性循环。就像白果绵软粘牙的口感一样，它在功效上也擅长收和补：一来，其性本收涩，有敛肺气、止虚咳的功效；二来，它还像胶水能粘补缝隙一样，可补上人体"漏气"的地方。白果配白糖，味甘可入脾补脾，有补养脾胃的作用，能让白果更好地被消化吸收，而发挥其功效。

使用白果镇咳要注意两点，一是虚咳才适用，若咳嗽有力、咳声响亮是不宜使用的；二是在表证已解的情况下方可使用，通俗点说就是感冒已经过了急性期，没有风邪或是痰湿留在体内时可用。如何判断呢？看症状，如果咳嗽同时还伴有咽喉痒、发热、怕冷等表证时，则不宜使用。

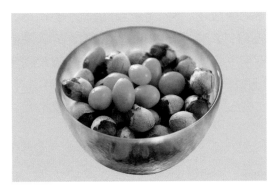

图 2-65　白果

天冷尿频，干姜甘草茶来暖化

症

天冷尿频憋不住，频繁跑厕所

入冬天冷，有的人跑厕所的次数明显增加，经常刚喝完水，不到半个小时就要去一趟，连晚上也得起夜。要说是膀胱或肾出了毛病吧，却怎么检查都没发现问题，但就是憋不住尿。这样的人，夏季待在空调房里也会尿意频频，还特别怕冷，冬天得比别人多穿几层衣服。夏天多汗、冬天多尿，本来是很自然的生理现象，但小便太频繁了也是个困扰。尤其对老年人来说，多尿和夜尿的问题会更为严重，给日常外出带来许多不便。毕竟每到一个地方就得找厕所，是件非常尴尬的事。晚上躺下，不一会就被尿憋醒，睡也睡不好。

以下这道温热的茶饮方，或许可以解决这个难题。

招

干姜甘草茶

干姜 5～10g，炙甘草 10～20g。在茶壶或小锅中加入清水 500～600ml，放入干姜和炙甘草，煮开后，转小火煮 20 分钟，滤出茶汤，代茶饮。

干姜不是厨房里的生姜，而是新鲜生姜加工后的干品，一般药房有售。可以先从 5g 的干姜试起，饮用后不觉得燥热，便可逐渐加量。

炙甘草用量保持为干姜的两倍，即两者比例 1：2。如果觉得不能耐受，可把炙甘草换成生甘草（药房购买的甘草即是）。

温中暖脾，蒸腾水液

从中医的角度来说，冬季尿多，是因为虚寒的缘故。这种情况下的多尿，每次的小便量都不少，而且尿液颜色很淡，也就是中医说的小便清长，是体质虚寒的表现。因此，调养要从暖脾入手。

这与脾何干？人的脾就像一个火力缓和而持久的"火炉"，能够不断"蒸腾"喝进去的水，给身体输送津液。但是，如果火力不足，水"蒸腾"得少，往下流得多，就会变成尿频。尤其在冬季或是寒冷的夜间，寒气压制了脾胃的火力，多尿的问题就会更严重。

如何暖脾呢？自然得用辛温的食材。我们都有体会，生姜的辛辣可让人感觉温热甚至出汗。干姜温热更甚，偏于走里，是温中散寒的好手。一碗干姜茶，就好比给火力不足的炉子加了一把柴火，瞬间驱散了寒气，津液也得以蒸腾。

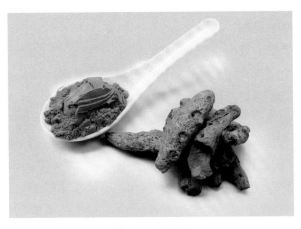

图 2-66　干生姜

甜味浓郁的甘草，它能让干姜的热量温和而持久地释放，化烈焰为暖阳，暖脾更柔和。它不仅能减少尿量，对于冬天多痰且痰液清稀如水的人，也有温肺化痰的作用。

肠胃敏感不好受，补脾是正理

症

肠胃敏感，上吐下泻

腹泻虽说算不上病，但有些人的肠胃似乎比其他人更敏感：一起聚餐，吃完后别人都没事，有人却上吐下泻，特别容易闹肚子。

有时候，是因为食物不够干净，或是外出不习惯当地饮食；但就算是在家里，日常饮食稍有偏颇，敏感的毛病也会发作，这就让生活少了许多乐趣：太油腻的消化不了，太辣的也不行，刺身、海鲜不必说了，有时连凉拌菜也吃不了。看着家人、朋友开开心心地享用各种美食，自己却不得不小心翼翼地吃点清粥小菜，那滋味别提多憋屈了。

怎么样才能让敏感的脾胃变得强健些呢？日常的调养中，自然要以补脾益气为主，下面这款"金三角"组合，适合加在各种炖汤里。

招

黄芪莲子大枣排骨汤

黄芪 10 ~ 15g，干莲子 15 ~ 20g，大枣 3 ~ 4 颗，芫荽 1 把，排骨 1 根（500g 左右）。芫荽去根，洗净切小段，排骨洗净切段后焯水。干莲子可先泡发，大枣对半切开，与排骨、黄芪一起放入锅中，加水煮开后转小火炖 20 ~ 30 分钟。再加入芫荽和少许盐调味，关火即可吃肉喝汤，莲子和大枣也可以吃。

排骨还可以换成鸡肉、猪肉等肉食，这道汤甘甜的味道和很多食材都很搭。

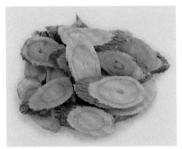

图 2-67　黄芪

理

健脾补气，给肠胃脱敏

肠胃敏感的人，往往消化吸收的能力也不太好，闹肚子时也常表现为腹泻、腹痛。这就像是让虚弱的搬运工扛上了太重的货物，食物如果再带点刺激性，搬运工立马就卸货抗议。因此，如果要从根本上解决问题，还得先使搬运工强壮起来才行，因此要补脾益气。

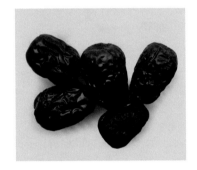

图 2-68　大枣

黄芪是当之无愧的补气之王，补脾的同时还能益气升提，使得脾胃打起精神来。而甜甜的大枣能养胃，它甘甜的味道可以舒缓食物带来的刺激。再加上莲子，粉腻的质地能够收敛精华，

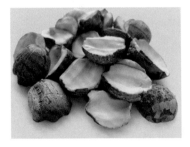

图 2-69　莲子

滋养脾胃。这三味食材搭配在一起，香与甜兼备，又使得汤水滋润，可以使娇弱的脾胃逐渐"脱敏"。而芫荽能增添一点别样的风味，使得这道汤甜而不腻。

除了用药材补气之外，这类人平时也要多吃些性质平和的五谷，例如米粥、杂粮粥等，用食材的甘甜温润之性滋养脾胃。

女性之友

经前总冒痘，丹参茶来消

症

经前冒痘，人越烦躁，痘越嚣张

俗话说："好皮肤顶得过半张脸"，光滑细腻的皮肤，自然是每个女生都渴望拥有的。然而，有的人皮肤状态总是不太稳定。有些女性每到月经前几天，脸上就开始冒痘：下巴上、额头上，东一颗、西一颗，红肿又疼痛。若是心情烦躁，冒得更厉害。一看到镜子里脸上新长出的小红疙瘩，会让本已暴躁的情绪火上浇油。

更让人苦恼的是，由于每个月总要冒一轮痘，脸上的痘痕总是消了又起，起了又消，反反复复没个头，搞得原本白净的脸上布满了黑红相间的印子。

有没有什么方法，能让经前的痘痘消停？

招

丹参茶

丹参 10～15g，搭配少许绿茶，放入茶壶中加沸水浸泡，或水煮 5 分钟即可。可反复冲泡饮用，直至味淡。不喜饮茶者可不加茶叶，直接用丹参泡水。

如果经前特别暴躁、乳房胀痛明显，还可加入少许薄荷叶。

清热凉血，丹参恰到好处

月经来潮前，身体就像夏季涨满水的河流，气血涌动，这股血热会让人心浮气躁，因此很多女生经前特别容易发脾气，脸上油脂分泌增多，导致痘痘频繁发作，也就是医学上说的痤疮。这时，如果再吃些辛辣燥热的食物，或者遇上令人情绪暴躁的事情，那痘痘可就冒得更欢了。

而月经来潮后，随着经血的排泄，血热也会逐渐平复，因此月经后痘痘会自然好转。那么，经前又该如何缓解这股"热血上冲"的劲头呢？自然是吃点儿清热凉血的，但这"清凉"不可过度。丹参就特别合适，它味苦而性微寒，凉血的同时又有活血的功效，一方面它的微凉之性有助于平衡血热，另一方面它的活血之性能够促进经血的排泄。可以说，既安抚了经前，又为经期做好了铺垫。再加少许绿茶提神除烦，特别适合女性经前一周代茶饮用。

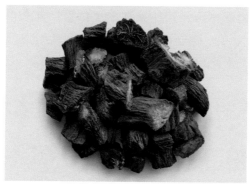

图 2-70　丹参

如今很多白领爱喝网红茶饮店的饮品，这种做法在经前几天尤其不妥，因为那些饮品要么冰冻寒冷，要么过于甜腻，均会累及脾胃，导致经血不畅，加重痛经，还会引起经期胃口不佳、腹泻。

不妨以丹参茶代之。如果嫌丹参茶味道寡淡，可选个好看的杯子，茶汤中加柠檬片和少许的糖，再点缀上一片鲜绿的薄荷。这一杯经前特调饮品，不仅好看、好喝，同时还养生。

痛经有瘀块，喝碗益母草汤真舒畅

痛经不适，只能忍吗

对于大多数女性来说，每月特殊的那几天，身体总有点轻微的不适，忍耐下也就过去了。但对于痛经的女性，就不是忍忍那么简单了。

都说痛经不是病，可痛起来真要命。小腹刀割似的难受，腰也酸得不行，只能躺在床上休息，什么事情都做不了。痛得厉害的，甚至要使用镇痛药。但等经血一通，血块排出来，整个人瞬间又舒服很多。很多人觉得，做女人，都这样。

但如果你有一个潮汕妈妈，必定会为你做点什么，例如，用益母草煮汤给你喝。

此举背后，医理是通的。

益母草瘦肉汤

取新鲜的益母草一小把（80～100g），将嫩叶连着茎摘下来，洗净后备用。再取新鲜猪肉 100～150g，切薄片或是小条，加生姜片、淀粉、油、盐、酱油，拌匀后腌制 20 分钟。

锅中加水，烧开后加益母草煮 5 分钟左右，再加入猪肉和适量油，肉熟后调入少许盐即可食用。

根据个人喜好，除了猪肉外，还可加入猪肝、猪腰等。月经期间可连着吃数日，直到经血完全干净。

理

因为活血，所以止血

成年女性基本每个月都要经历一次月事，如果把子宫形容成一个水库，每月的经血排泄就像水库开闸放水。若排水通道有淤积，会直接影响排水效率，断断续续的，不痛快。在人体，经血的表现就是血瘀，血行不畅，表现为经血有瘀块、量少、色暗，月经后期淋漓不尽。而且，因为经血排泄不畅，"血不利则化为水"，水湿困阻脾胃，因此经期也会出现胃口不佳又疲倦乏力的情况。

想要解决问题，就得疏通。这是益母草所擅长的。

益母草味辛中带甘，带有辛味的食物本来就有"通行"的作用。再加上益母草的茎秆中空，就像一个管道，"输送"的力量会更强。益母草还有一个特点，就是开花结果的部位不是在枝头，而是在茎秆的茎节处。一般植物的茎节处都比较密实，此处不开花；但益母草不走寻常路，特别擅长"打通关节"，因此它善于疏通血脉的淤塞之处。经后可帮助疏通"排水通道"，排尽瘀血。就如同它的名字一样，益母草是对女性特别有用的一味药材。

　　这里有一个有趣的问题，男人可以吃它吗？当然了。可别忘了，益母草除了排瘀血，还能帮脾胃利水湿，湿气重的人吃它也有用。

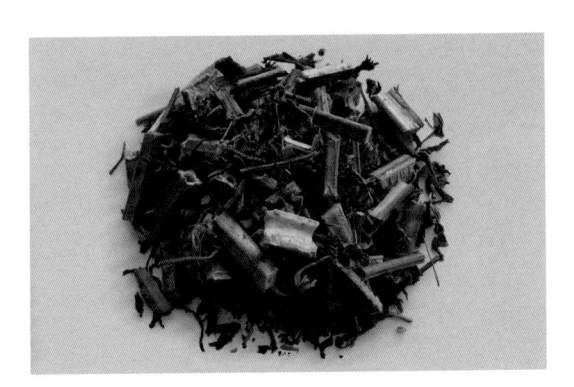

图 2-71　益母草

小肚子怕冷，艾草胜过暖宝宝

小腹冷冰冰，经期更甚

　　有些人的小肚子尤其怕冷，即便天气热，睡觉时也要给肚子盖好一层薄被，否则很容易着凉。体质比较弱的女生也有切身体会：下腹部总是特别怕凉，像有冷风往里头钻。一到经期，连带手脚都是冰的，恨不得热水袋、暖宝宝不离身；只有捂暖了这个地方，整个人才觉得舒服，否则痛经、腹泻接踵而来。

外敷取暖只能治标。要想从根本上改善这种怕冷，还是得由内调理。

阳春三月，春意盎然，乡里田间刚刚冒出来的鲜嫩艾草，就能帮上大忙。

招

艾草鸡蛋

新鲜的带壳鸡蛋 2～3 个，放入锅中，加水，大火煮开 5 分钟后捞出，用勺子敲裂蛋壳。

取干艾叶 100g（如有鲜艾草则取 200g），洗净后放入锅中，加适量清水煮开后倒入鸡蛋，转小火煮半小时，入味后关火，捞出鸡蛋食用。

如果在春季采到鲜艾草，可以加水煮开后敲入生鸡蛋，搅拌成蛋花汤，或是做成炒蛋，也一样美味有益。

理

温通沉散，暖得舒畅

怕冷、容易着凉的往往是腹部下方的部位，也就是我们常说的小腹。这里是任脉的大本营，从阴阳属性上来讲，属于阴，女性的子宫也位于此处——此处阴血偏盛，对冷尤其敏感。血本有温煦滋养的作用，当血分亏虚，脏腑得不到足够的温暖，就会内生寒意。因此，经期失血时，小腹处会尤其怕冷。

俗话说"家有三年艾，郎中不用来。"在缺医少药的年代，遇上腰酸腿痛，很多人都是先拿艾熏一熏。除了温热作用，艾燃烧所散发的烟雾也能温通经脉、驱散寒邪。这种温通的效力，比暖宝宝强多了。

艾草味苦——苦有下沉入里的作用，像善于深潜的潜水员，能把温热输送到人体内部，使气血都暖起来。再加上艾草香味浓郁，善于扩散，所以它温阳之余还能通达血脉，使得加热过后的气血能输送到全身，手脚就暖和了。

　　清明前后采集到的鲜嫩艾叶，可用来煮汤或炒蛋。而干艾草，则不受时节限制，不过苦味较为明显，口感欠佳。用来煮鸡蛋，就把喝苦药转化成吃艾香味的鸡蛋。艾草鸡蛋的做法类似于煮茶叶蛋，只是用艾草代替了茶叶香料包。

　　艾草版的茶叶蛋，要不要尝一尝？

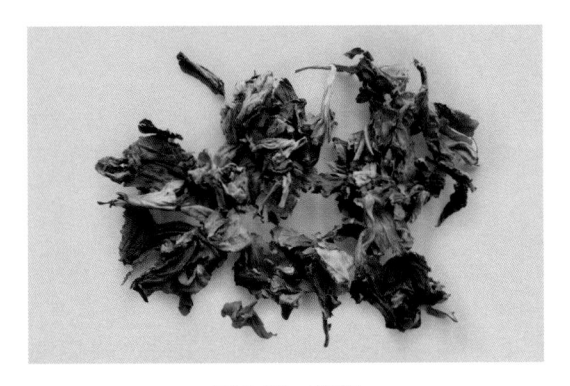

图 2-72　艾草

经来不畅的"大油皮"，用山楂

"大油皮"又爱冒"月经痘"，真让人着急

　　每到夏天，很多人脸上的油滋哇哇地冒，出门不一会儿就油光满面。这给不少女生都带来了烦恼：好不容易化了个美美的妆，一冒油很快就花了。随身带着吸油纸，怎么清都不够。不仅是脸，油性皮肤的人头发也容易出油，一天不洗就变成大油头。

月经前这个现象尤其明显，那些"大姨妈"迟迟不到的女生，每临近经期，脸上不仅出油加重，还冒起了痘痘，整个人胃口也不好，"大姨妈"总感觉呼之欲出了，但就是不见踪影。焦急的等待中，"大姨妈"终于来了！这时，整个人就舒服了，而且，皮肤的出油也减少了。

难道来"大姨妈"还能美容吗？有没有什么办法，可以改善这种肤质？

还真有，而且，这个法宝就是大家饭后爱吃的山楂。

招

山楂甜茶

干山楂片 30g（鲜山楂约取双倍量），红糖适量，红茶少许。

锅中加水，放入山楂片，煮开后转小火煮 20 分钟。取山楂水趁热冲泡茶叶，并加入红糖调味，即可饮用。

皮肤油腻、经血暗红、血块多者适用。经期腹泻且怕冷者不宜。

理

行气散瘀，经血自通

在人们的印象中，山楂有两大特点：一是酸，二是能消食。其实，山楂还有个隐藏的升级版功能：化血分的淤滞。这和它消食的原理一致。当肠胃或血脉里有了堵塞的地方，就要召集"人手"清除障碍；山楂虽然不能"增加"人手，但是它的酸味可以把在外头的气血"叫回来"帮忙。当"人力"集中于肠胃，便可以消食健胃；当"人力"集中于血脉，则能化瘀通经。因此月经出不来时，吃点山楂，气血一收一拢，这关键的"临门一脚"就把"大姨妈"搞定了。

山楂对于改善油皮也有好处。油脂也算人体阴液的一部分，它的分泌就好比水汽蒸腾，正因为人体内的热气不断翻涌，油脂就会往外冒个不停。夏天天热、经前血热，油皮可不就更严重了！但多油也算不上病，只要做些调理就好，用山楂把气血往里一收，往下一通，油脂就妥妥地收敛了。而且，别看山楂酸掉牙，但比起吃活血破血的通经药，山楂可是温和许多呢！再有暖暖的红茶和红糖，对脾胃更加友好，茶香沁人心脾，茶汤酸甜可口。

这样一杯山楂甜茶，化瘀不伤正，还能缓解经来不通的烦恼呢！

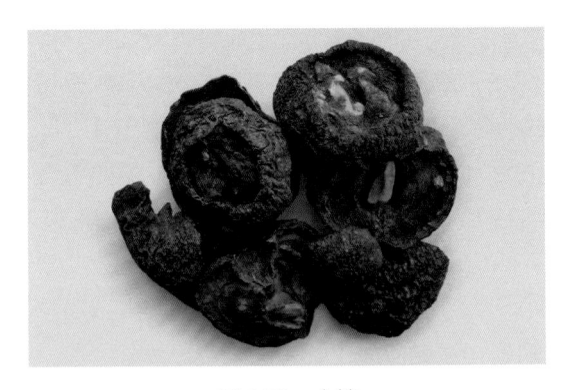

图 2-73　山楂

哺乳妈妈堵得慌，蒲公英茶来疏通

堵奶，说来就来

每个有娃的家庭，都曾经历过最初那几年的手忙脚乱。

宝宝呱呱落地后，大多数妈妈都要坚持哺乳数月到一年多。这期间，堵奶难题，说来就来。堵奶有时是因为心情不佳，肝郁气滞；有时是因为没有及时喂奶或挤奶，没有及时排空乳房；有时是喂奶方式不对；有时甚至不知为何，就堵了。

堵奶也堵心，一来疼痛难耐，二来担心、焦虑。一旦奶堵了，不仅奶量受影响，宝宝喝不上。更有些妈妈，堵到乳腺发炎，又对吃消炎药有顾忌，只好忍着。

有什么办法可以缓解呢？常备蒲公英，可防、可治。

招

凉拌蒲公英

采摘新鲜的蒲公英嫩叶 250 ~ 300g（最好是选未开花的，其叶片会更为鲜嫩），洗净后焯水一遍，放入放凉的开水中再捞出，挤掉多余的水分放入盘中，加上香油拌匀，再浇上少许酱油，即可食用。

新鲜的蒲公英吃法多样，还可用于炒蛋或是剁馅包饺子。

只能买到干品的蒲公英，也可用它煮水，当茶饮用，每日15 ~ 20g。但素体虚寒的人不宜使用。

苦甘且寒，擅长通利

堵奶，其实就是乳汁分泌和排泄得不够通畅，堆积在局部，常常会诱发急性乳腺炎，导致乳房局部红肿、胀痛，严重时还会化脓。在中医看来，哺乳期的妈妈们胃口大，这是胃热亢盛所致。这其实也是身体的一种自然反应，毕竟生产消耗了大量气血，再加上产乳的消耗，自然要通过脾胃多吸收些精华物质以补养。此外，育儿期间的熬夜看护和月子期大量进食补品，也容易导致产妇"火气亢"。这股亢盛的热气，在乳汁排泄不畅时，就会伺机作祟，积压在拥堵之处。乳房正好是胃经路过的地方，胃热很容易拥挤到这里，造成红肿热痛。

蒲公英是每年春季凋谢后会化为小绒球的常见野菜。它的味道苦中带甘，性寒，还有个别名叫尿床草，有很强的利尿、消脓作用。春天如果火气太重，老百姓就会到地里去扯一把蒲公英，吃了便好。

乳腺发炎的产妇吃清凉消肿的蒲公英不仅可以降胃火，还能促使脓液的排泄，使得红肿的情况快速缓解，对于消除或预防乳腺炎的发作都有帮助。

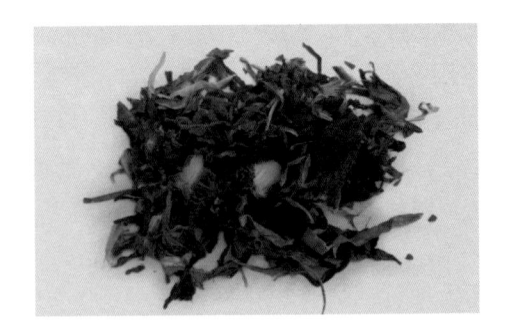

图 2-74　蒲公英

白领必备

嗜咖啡胃抗议，试试黄芪水吧

症

欲罢不能的咖啡，有没有替代品

要说什么饮料和繁忙的加班族最配，那自然是咖啡了。嗜咖一族离不开它，不仅是因为咖啡浓郁的香气、多样的口味，更因为咖啡提神的功能。

对于加班族或是夜猫子来说，早上不来一杯热气腾腾的咖啡，根本睁不开眼睛；也有些人虽然没有熬夜，但平时也容易犯困，只能靠着咖啡支撑。日子久了，工作时就离不开它了。

然而，咖啡喝多了，有些人也会出现各种小问题，如胃痛、心悸、失眠，不少人还会出现腹泻或便秘……虽然也想戒掉它，但没了它又提不起神。有没有什么替代品，能够让我们少喝点咖啡又保持精神饱满呢。

招

黄芪泡水，提神

取黄芪 15g、枸杞子 10g，可以用小茶壶煮 15 分钟或者在保温壶中用开水浸泡 30 分钟，稍凉置后即可饮用。

注意，黄芪可以从 10～20g 开始进行调整：容易上火的少用，而疲倦怕冷者可以多加用。这道茶饮可以日常饮用，感冒期间最好暂停。

 理

柔和豆香，补养脾胃

当一个人干起活来毫不疲惫的时候，一般人都会形容为精神气儿足。人体里的这股气是有一定运行规律的，白天阳气上升，像是一个气球开始充气；而夜晚阳气下降收拢到体内，像热气球放掉了气缓缓下降。

正常情况下，人体的气，一是来源于原来的储备（肾中的先天之气），二是来源于脾胃后期的补充。咖啡提神，其实是通过消损阳气来达成的，但长此以往，越耗越损。因此有的人一旦戒了咖啡，反而会觉得更疲倦。

更合理的提神方法，应该是给脾胃补充阳气，在补益的同时引脾胃阳气上行，使得人的精神状态饱满。

黄芪本身就甘甜温暖，能补脾胃之气，同时它那淡淡的豆香气又有升腾的功效，喝完后提神的效果虽然没有咖啡那么

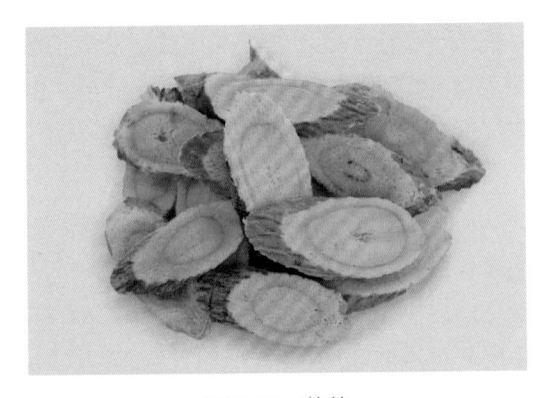

图 2-75　黄芪

立竿见影，但是更为柔和，而且，还能改善这种容易疲倦的状态。再加一点补肾的枸杞子，可以给这道茶饮增添甜味，又滋养劳累的眼睛。

有的人迷恋手里端着咖啡的感觉，以及咖啡挥发的那股特殊的香味。其实，泡上或煮上黄芪水，也是一种休闲养生的气质，柔和的豆香气，也别有一番风味。

九月敬教师，奉上这壶护嗓茶

 症

用嗓过度，咽喉干痒声嘶哑

沟通、交流、会谈、发言，是许多人工作中最重要的部分。例如教师，大部分时间都在讲、讲、讲。越是资深的老师，越容易犯嗓子不适的毛病。这往往是用嗓过度造成的。一天几堂课说个不停，一般人都吃不消，更何况常年如此？

还有不少人也有类似的苦恼，商务人士每天大会、小会开个不停，还有各种发言、各类电话；网络直播的主播们靠的也是一张巧嘴……时间一久，嗓子实在受不了。不仅又干又痛，声音也变得沙哑了。

适当含些润喉糖，能稍微缓解一下，但终究难以起到令人更满意的效果。这时，你需一壶沙参罗汉果茶。

招

沙参罗汉果茶

干沙参 15g，罗汉果 10g（1/3 ~ 1/2 个，掰碎后使用）。

将材料放入大茶壶中加沸水 500ml 冲泡约 15 分钟左右，或用养生壶选择花茶模式煮，或手动在煮沸后改为慢火再煮 5 分钟左右即可。可以反复冲泡或煮 2 ~ 3 次，直至甜味消失。

建议少量频服，即小口、多次饮用。让茶汤在咽喉处停留数秒，再缓缓咽下，润喉效果更好。

补气生津，护嗓有理

"说话都没气了！"——连续说上几个小时的话，或唱一晚上的 KTV，很多人在感觉嗓子干哑的同时，还会觉得很累、很疲惫。这是因为，过度用嗓，伤津的同时还耗了气。

想要发音响亮、清晰，咽喉要保持在一种湿润的状态，而如果要让咽喉这个"井口"有源源不断的"井水"供应，那就一定要有持续向上输送的水流。而人体的气，尤其是脾胃之气，承担的就是输送的重任。当说话说得多，消耗的水液也多，人体得像泵水机一样开足马力抽水上供，维持这个过程会很耗气。因此，想要更好地缓解这种嗓子干痒、疲惫的状态，就要在补足水源的同时补充输送水源的动力，也就是脾胃

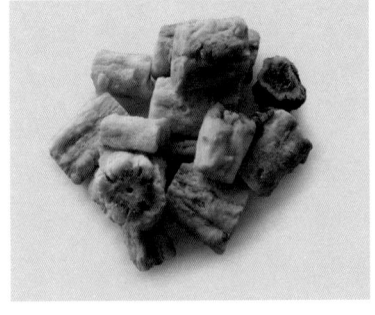

图 2-76　沙参

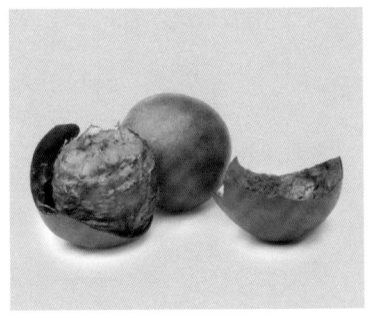

图 2-77　罗汉果

之气。

沙参就是极佳的选择，<u>它入脾、胃两经，在润肺生津的同时，还能补气</u>。罗汉果本身也有甘润护嗓的功效，加上它甜味浓，使得茶汤甘甜可口，让人爱喝。

如此可口又有效的护嗓方，除了适宜老师常备，一般人在咽干不适时亦可饮用，老少咸宜。

酒后面红头晕，葛花茶来救场

症

不胜酒力，一喝就"关公脸"

转眼又到了一年的末尾，公司里迎来送往少不了应酬，以答谢同事和工作伙伴。节日里，还少不了亲友聚会。在这些场合中，往往少不了喝上两杯。

"你看，我一喝就上脸，真不能喝。""不不不，喝酒上脸的人才是真能喝。"这是酒场上经常出现的对话。很多人终究是招架不住"感情深，一口闷"的各种花式劝酒，一不留神就喝过了头。面红耳赤的同时，整个人也晕乎乎的，头像被罩着不合大小的帽子，又痛又胀，熬上几个小时，甚至要等到第二天，这股难受的劲头才能过去。

喝酒容易醒酒难，有没有什么解酒的便方呢？

招

葛花茶

干葛花 20～30g，普洱茶少许，放入茶壶用沸水冲泡，静置 5 分钟后倒出饮用即可，可以反复冲泡 4～5 次。

这一茶饮主要用于缓解饮酒后出现的面红头胀等不适。如果已经出现呕吐了，不必强服，待吐完后可再试饮少许。

升散 + 利尿，解酒更有效

从中医的角度看，酒本身是大辛大热之物，发散力很强。饮酒后，大量气血如同潮水奔涌一般，向头面或是体表汇聚，因此人会觉得面红耳赤、心跳加速、全身燥热。这种酒热有两种发散途径，要么通过出汗，要么通过排尿。因此有经验的人会让醉酒者喝点热茶，一方面稀释胃中还未吸收的酒精，另一方面也是为了补足水分，促进代谢和排泄。

喝葛花茶，效果更好。轻度的醉酒，表现为面部潮热和头晕，尤其是同时伴有汗出不畅的，最适合喝葛花茶解酒。葛花与葛根同源，只是入药部位不同而已。葛这种药用植物，本来就有升提脾胃清气的功效，就像抽水机一样，能够帮助脾胃把气和津液往上输送，以便使酒热在体表更快地散发。这个抽水

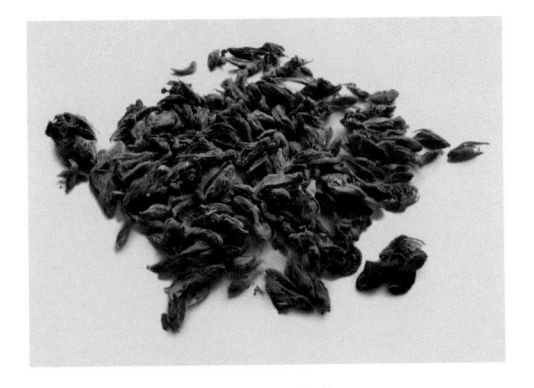

图 2-78　葛花

机的功率适中，作用十分和缓，不会有强烈的发汗作用，对于气血的耗伤较小。

葛花取的是葛的花朵部分，不仅增添了芳香，效力也更为柔和；葛花善于疏散头面郁热，特别适合处理面部的酒醉红。所搭配的普洱茶性质温和、茶香醒脾，也有一定的利尿醒酒作用。

喝完这杯醒酒茶，面红消退得快，也可减缓酒精对脾胃的刺激。

饭局、酒局撑到想吐？
砂仁茶来"安胃"

症

饭局、酒局频频，伤了胃

在各种应酬中，"局子"是主流项目。饭局、酒局、KTV局……朋友欢聚尚且好些，有些商业人士的应酬，醉翁之意可就不在饭菜了——虽说好酒配好菜，但有时候一轮酒敬完，菜也冷得差不多了；然而大家这时候都没心思等热菜，赶紧扒拉几口，又要赶着下一轮推杯换盏。于是一顿饭吃喝下来，冷菜配酒，胃撑得是又饱又胀，还想吐。

人还没醉，胃先抗议。隔三差五地折腾，脾胃吃不消了。不仅有了反胃、嗳气的毛病，时不时还胃胀、胃痛，稍微吃些冷的，胃闹个半天都消停不了。

怎么办呢？赶紧吃点胃药缓解一下吧。

或者，下次应酬前，你需要配上这一壶砂仁暖胃茶。

砂仁暖胃茶

砂仁 1～2 颗，普洱茶或红茶少许；砂仁的外形有点像干果，摇一摇可以听到里面的果仁晃动，把外壳锤开或锤裂后同茶叶一起放入茶壶中（装入汤料袋，可避免颗粒进入茶汤），沸水冲泡 5 分钟，倒出即可饮用。

胃寒怕食冷物者尤宜，如有胃肠道出血或溃疡者暂不宜饮用。

辛香暖胃，很"安胃"

平时吃饱后如果觉得胃胀不适，大家都有个常识：这是消化不良了，得找些健胃消食药吃。而冷菜配酒对消化的影响就更大了，放凉的食物本来就不利于消化吸收，更何况还配上冷酒这个"大杀器"——脾胃一方面要重新加热食物，另一方面还得处理大量饮酒带来的水湿，就像快递仓库里的小哥忙得焦头烂额，但待处理的"货物"还是堆积成山，塞在里头运不出去，自然就会诱发胃胀、胃痛。

在这种情况下，想要救脾胃于危难中，就得从两方面出发：一方面要暖脾助运化，另一方面也要适当地降胃气，让"货物"顺利地走到下一个流程。

砂仁就是极好的选择。俗话说"北有高丽参，南有春砂仁"，砂仁本来就是一味南方道地药材，尤以阳春砂仁最为著名，当地人爱用它当烹调的配料，消食开胃。*砂仁味辛性温，可以暖胃温脾，香气又很浓烈，有行气镇痛的功效；*

因为它的入药部位是果实，天生就具备植物果实降下的特性，能降胃气，对于因寒而致的胃胀、胃痛尤其合适。砂仁还能止呕，因此酒食过饱导致的呕吐也不妨来一点。再配上温性的普洱茶，和砂仁一升一降，健脾助消化的效果更佳。

应酬完，不妨给大家冲上一壶砂仁暖胃茶，消胀防胃病。

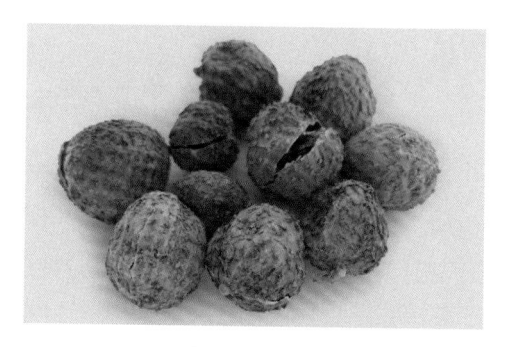

图 2-79　砂仁

久坐肩颈僵直，粉葛助你轻运动

跳操困难户，肩颈僵直没招儿

这两年来，居家运动成了新潮流，健身视频大火，大家喊着"摆起臂、腿抬高！腰间赘肉咔咔掉！"的口令跳起了健身操。尤其是平素在办公室或家里久坐不动的人，不仅肩膀僵硬，脖子也容易酸痛，工作稍久一点就得捶两下。看着网络视频的鼓动，不由得也想加入，减肥倒在其次，主要是想拉伸下筋骨，缓解肩颈的不适。

按理说，跟着跳也不难，跳完后应该觉得脖子不僵了、肩膀放松了才对。但现实是"一看就会，一练就废"，很多人都属于弱体力选手，气喘吁吁，没两下就跟不上节奏。

不妨缓一缓，把能帮助你疏通和放松的膳食先安排上。

招

粉葛猪骨汤

粉葛 200 ~ 300g，猪骨 500g，胡萝卜 1 根，生姜数片，芫荽 1 小把。

粉葛和胡萝卜削皮、切块，芫荽洗净后切小段。猪骨先用水焯一遍，再加清水煮开后，放入粉葛、胡萝卜和生姜片，小火炖煮 20 分钟左右，加入盐和芫荽，再煮 5 分钟即可饮用。

此处的粉葛指的是豆科植物甘葛藤的块根，秋冬季可以在市场买到鲜品，有些药房也能买到粉葛的干品。

理

甘润轻升，舒缓又疏通

又甜又粉的粉葛，广东人夏日煲汤都爱它。因为用它煮出来的汤甘甜滋润，既生津止渴又解暑散热，天热时节喝了让人舒服。一方面，其味甘性平又善于升提，可以引导脾胃里的水分向上输送：充足的津液既可滋润咽喉，也能补充汗液的消耗。另一方面，肩颈的肌肉僵硬，和缺少运动确实有很大关系：就像一条很久没有疏通过的河道，水流得又少又慢。粉葛能引来"水流"注入"河道"，滋润肌肉，无形中起到了轻运动的作用，能让紧绷绷、硬邦邦的肌肉放松下来。

但适当的运动还是必要的。但对于三分钟热度的人，更应该量力而行，同时选择自己感兴趣的、擅长的运动，以便更好地坚持。

　　把粉葛列入夏日药膳清单吧！夏季腹泻，也可以煮点粉葛汤，或冲一碗甘甜的粉葛糊，既健脾止泻，又能补充丢失的水分。

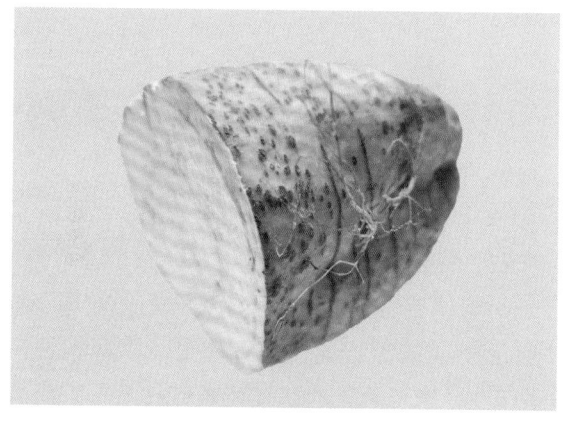

图 2-80　粉葛

调节情绪

辅导作业气到炸？喝口花茶缓一缓

 症

辅导作业，气到肝疼

曾经，一句"不写作业母慈子孝，一写作业鸡飞狗跳"成为家长们会心一笑的流行语。毫不夸张，早两年就有过一则"辅导孩子作业，家长气到心肌梗死发作住院"的新闻，不少家长甚至感慨：幸亏我心脏好，不然早就住进去了！

如今，升学考试成为各个家庭的压力，课外补习上不了，家长辅导就成了必不可少的一环。尤其是对低年级的孩子来说，家长晚上还得盯着写作业，不会的地方还得爸妈再教一遍。但家长毕竟不是专业的老师，孩子学得慢，家长心里急呀！看着孩子一脸懵的样子，"这么简单都不会！""刚刚讲过的题，怎么又错了"分分钟气到胸闷、肝痛。

别急、别气，要知道家长越急，孩子越慌。喝上这杯又香又美的疏肝花茶，再来把话好好说。

招

玫瑰花茶

取干玫瑰花 5~7 朵（大个头的玫瑰 5 朵），放入保温壶或茶杯中，加入沸水冲泡 5 分钟即可饮用。可以根据个人喜好加入一两颗冰糖，可反复冲泡。

　　玫瑰花是未开放的红玫瑰花苞，放在手心即可闻到淡雅的清香，放入杯中还可以看到花瓣微微舒展、慢慢褪色，也是赏心悦目之事。玫瑰花可在一般零售药房或是干货店里买到。

肝气太旺伤肝还克脾，得疏肝解郁

　　"气到肝痛"这句话并不是说说而已，中医也认为肝主怒，胸前尤其是乳房部位正是肝经循行的地方。人生气的时候，肝气上逆，就会觉得胸口特别胀，有时真的会出现隐隐胀痛的不适感。

　　这样反复生气，会有什么不良影响呢？肝与月经关系很密切，生气上火的女性在月经前容易觉得乳房胀，甚至影响月经的周期。有些人还会出现"气到吃不下饭"，这就是肝气横逆，波及脾胃了。这时候得以疏肝行气为主，人在生气的时候喜欢

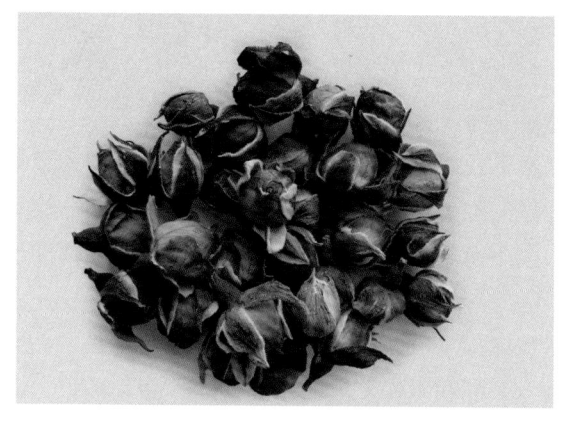

图 2-81　玫瑰花

长吸一口气再缓缓吐出，或是频频叹气，其实都是在疏导里头瘀滞的肝气。

香气浓郁又入肝经的玫瑰花，有疏肝解郁的功效，肝气舒缓了以后，胃口也会好一些，家长们也不妨试一试。尤其在郁闷生气过后，如果仍感觉隐隐的胸闷、两胁胀痛不适，可以喝玫瑰花茶来缓解。

玫瑰花对女性特别合适，在经前饮用，有助于缓解乳房胀痛，还能调节经期烦闷的心情。不过，由于玫瑰花有一定的活血作用，经期量特别多时不宜饮用。

心好累？来碗莲子百合羹

心太累

现在的人动不动就说"心好累"，现实也确实如此。虽说现代社会的物质水平比以往要高，但面对的压力可是越来越大。瞬息万变的形势，需要人们打起十二分的精神应对，再加上竞争激烈，每天都在消耗大量的心力。

快节奏的日常、潮水般的信息、复杂多变的人际关系、充满各种诱惑的都市生活……使得人们心上那股无形的负荷越来越重。人们不得不花大量心思去处理这些事情，精神一刻都难以放松，因此总有种莫名的疲惫感。

要是身体累了，休息休息就好了；但是心累了，又该怎么去补养呢？人们都说，夜里如果能让心"静"下来，好好养养就舒服了。那么，有什么膳食可以养心安神呢？

养心莲子百合羹

莲子 30g，百合 10g，鸡蛋 1 个。百合和莲子如为干品要提前泡一下（鲜莲子亦可，应去莲子心及去膜）。锅中加清水 600ml，倒入百合、莲子，煮开后转小火煮 30 分钟；然后打入鸡蛋并搅成蛋花，再加入适量红糖或冰糖，搅拌约 5 分钟待其完全融化，即可食用。

理

补心兼补脾，事半功倍

中医说"思虑暗耗心血"，意思是过多的思考会消耗心血。这是因为"心藏神"，人在考虑事情的时候，心神是很活跃的，就像一个人在不断地蹦跶，以提供各种灵感和思路。让人保持活跃的能量来源于"心血"。因此，那些长年多思多虑、工作压力大的人，心血会消耗得特别多。如果心血没有得到及时补充，人干起脑力活儿来会更疲惫，倍感心累。此外，还会出现睡眠不踏实，红润的面色也逐渐黯淡。

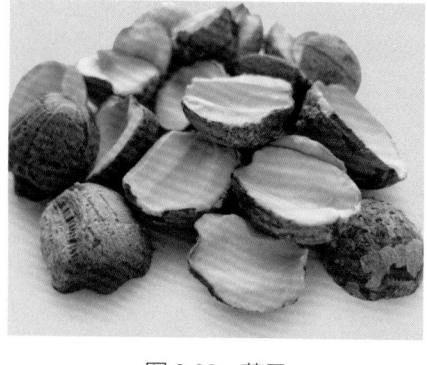

图 2-82　莲子

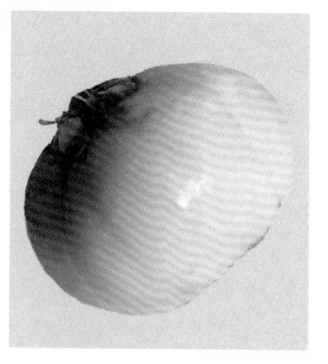

图 2-83　百合

想要从根本上解决问题，除了补心，还要补脾。这是因为，生成心血的"原料"源于脾胃，再通过心阳的温煦才化为血。好比烹饪，脾胃是提供食材的，而炉火则要靠心阳。食材好，火力足，做出来的"美食"才给力。

"甘入脾"，甘甜粉糯的莲子本来就有补脾的功效。只收获于夏季的它，在荷花开放时，就已经沐浴在盛夏的阳光中，结出来的果实自然也吸收了满满的"阳热"，因此性偏温而能补心血。再配上清心安神的百合，睡眠就会更香甜。

吃上一碗甜甜的莲子羹，不只胃满足了，心神也满血复活了呢！

心情不佳，来喝甜茶

经前情绪波动，心情不妙

很多女性在经期来潮的前几天，心情容易起伏：有些人会表现为火气特别大；而有些人则是情绪低落，即使没遇上什么特别的事，也莫名地难过得想哭。虽说过了经期就自然"云开雾散"，但这几天的"低潮"也不好受。不少人还会自我怀疑：我这是怎么了？

还有的人，则是在更年期前后，也会毫无理由地伤心难过，自己都控制不住。也不只是女性，有些男性难免也有这类情况。而且，这种情绪低落期间，往往还伴随着疲倦、胃口不佳，整个人都觉得虚弱。

这时候，喝些甘甜补益的茶饮，能改善这种状态，还有助于经期补养。有一个古方，是用三种味道甘美的本草组成的，正适合这种情况。

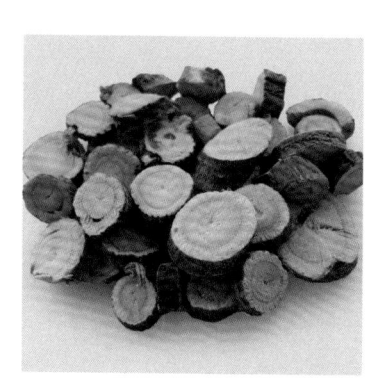

图 2-84　甘草

招

甘麦大枣汤

甘草 10g，小麦 30g，大枣 10g（3～4 颗）。

大枣掰开，和上述材料一起放入锅中，加水煮开后再煮 20 分钟，滤掉渣后即可饮用。喜欢甜味的也可以把大枣一起吃下。经期前后均可饮用，平素觉得情绪低落易悲伤时也可舒缓情绪，尤其适合伴有疲倦不适、胃口不开、易汗出的情况。

除了茶饮调理，自身的情绪调节也很重要，放松心态，坦然接受自己这几天的低谷期。

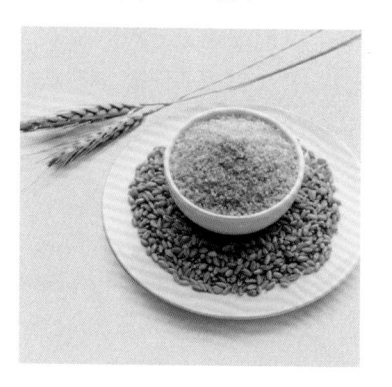

图 2-85　小麦

理

补心脾，调情绪

甘麦大枣汤是一道调节情绪的名方，现在还常用于调理更年期。据古籍记载，

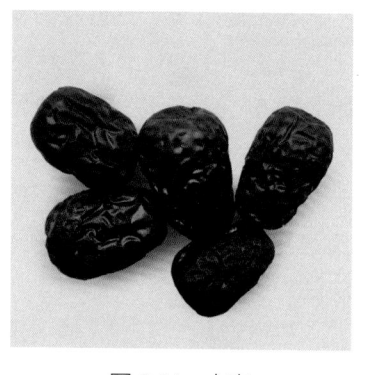

图 2-86　大枣

该方"治妇人脏躁，喜悲伤欲哭"，短短数字，却得精髓。经期前、更年期的情绪波动，都与之吻合。

方中甘甜可口的甘草和大枣自不必说，它们已经是补养脾胃的经典组合了。小麦可不只是粮食，它是五谷中的"心谷"，对于五脏中的心有特别的作用。中医有句话，即"心气虚则悲"，意思是"心气"不足的时候，人的情绪很容易受到影响，一旦悲伤起来便难以自拔。而甘甜的滋味，可以使气血充盈而饱满，再加上小麦可引药力"入心"，可以缓解悲伤的情绪。

这道好喝又开胃的茶饮自带麦香，美味本身也能给人好心情。下次心情不佳时，不妨动手给自己做杯甜茶，或许，心情马上就不一样了呢。

热到脾气暴？清爽果茶帮你冷静

症

越热越暴躁，是谁惹的祸

天气热的时候，人也容易产生暴躁的情绪。暑天里，一旦路上塞车或是车辆间有些小摩擦，不管是司机还是行人，都特别容易动火。人们走在路上，似乎比平时要更加心浮气躁。许多科学研究都指出，高温环境会让人更具有攻击性。毕竟，外头已经热得让人不好受，再遇上烦心的事情，可不就是火上浇油？

生气过后，不少人静下来反思：本来只是一点小事，我怎么就发火了呢？不应该呀！哎呀，都是这天气惹的祸！

都说头脑一热容易出事，有没有什么办法能帮我们保持冷静呢？除了自我调控，适时喝上一杯清爽的果茶，很有帮助。

招

薄荷百香果柠檬茶

百香果和香水柠檬各 1 个，红茶茶包 1 个，干薄荷叶 5g。

锅或养生壶中放入约 500ml 清水，煮开后加入薄荷叶再煮 3 分钟，关火滤渣后，以薄荷水冲泡茶包 15 分钟。玻璃杯里放入切好的柠檬片（也可以挤出柠檬汁来），倒入百香果果肉，再将薄荷茶水倒入，喜欢甜的可加入少许蜂蜜或糖调味，即可饮用。

夏季饮用或是喜欢更清爽的口味，可以把红茶换成苏打水。干薄荷叶也可以换成鲜薄荷叶，还可以放一两片在杯面点缀。

理

薄荷果茶，益胃生津散郁火

夏天，饮品店的生意总是特别红火，果茶必然是其中正当红的角色。酸甜的味道，气泡丰盈的口感，让人不由自主就想点上一杯。

现象背后自然有其道理。燥热加上出汗，使得人体丢失了不少水分，处于一种干渴的状态。正是因为这种阳盛阴亏，人们才没有办法和平时一样保持冷静，动不动就会大动肝火。如果能把津液补足，再疏通一下里头的郁火，心情便没有那么暴躁了。

在以往的章节里介绍过用薄荷叶制作解暑茶，但它还有另外一种功效，就是疏肝解郁。很多人发现，喝薄荷茶会有种特别清爽的感觉，这不仅因为从胃里一直透到口腔的那种清凉感令人畅快，也因为薄荷有疏肝的功效。我们常常会说气到肝痛，生气发怒往往与肝有关。在肝气条达舒畅的情况下，就像马路上车流通行无阻，人也顺心如意；一旦心情郁闷或是活动减少，肝气舒展不开，就容易郁怒，看什么都不顺眼。

薄荷的辛辣可以疏通郁滞的肝气，柠檬和百香果的酸甜，则可以柔肝。中医说"酸甘化阴"，它们可以滋养阴分，还可以益胃生津，舒缓躁动的情绪。

这杯果茶，在家也可以做，不仅消暑还解闷。

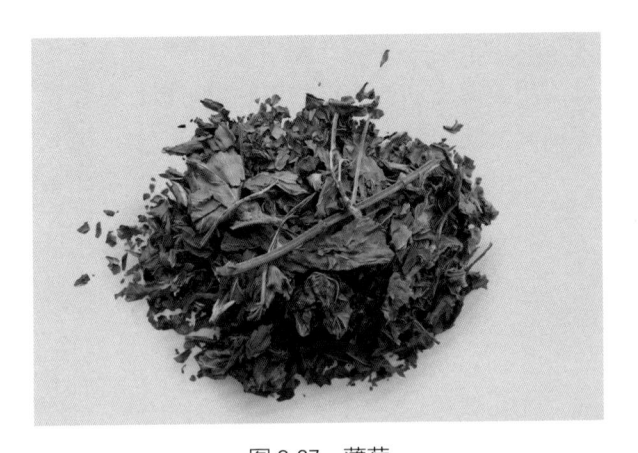

图 2-87　薄荷

过度"烧脑"怎么补？
这道汤水补血又助眠

症

每到高考前夕，检索"什么汤水最补脑"的人就多了起来。检索这项内容的不只是学生，更多的是家长；看着孩子紧张备考，没日没夜地做题，家人总想尽力"帮一把"，给孩子的身体补充营养，把考试前的状态调整好。

外面也有不少宣称可以"补脑益智"的保健品，但更多的父母还是偏好食疗。毕竟食材成分一清二楚，又是自己动手做，可靠又放心。但问题便来了，该做点什么汤水合适呢？

下面这道灵芝乌鸡汤，或许用得上。

招

灵芝乌鸡汤

灵芝8～10g（不要放太多，会发苦），桂圆10g，大枣5个，乌鸡半只（约500g），生姜和盐适量。大枣对半切开（可去核），桂圆洗净，乌鸡斩块后加生姜片搅拌，腌制20分钟以去腥。锅中加清水适量，加鸡肉煮开后，转小火，放入上述材料，再煮30分钟即可，开锅前加入少许盐调味，即可食用。

灵芝表面会有一层粉，这是它的孢子，注意不要为了干净把粉全洗掉了，这正是它的营养所在。想要多下些灵芝但又怕味苦的，可以到药店买薄盖灵芝，苦味会淡一点。

中医常说"多思多虑,暗耗心血"。忙于备考的学生一直处于"烧脑"的思考状态中,需要血作为大脑运转的"燃料",要是本身血分就不足,时间久了容易出现血虚。此外,在高度的精神压力下,考生也容易出现失眠、心神不安,如果再加上身体虚弱,这种症状会更为突出。

因此,给考生准备的汤水,要以补养为主,尤其要突出补血的功用。因此,选用养血又少油的乌鸡,搭配上大枣、桂圆这两种食材,在补血的同时还有补养脾胃的作用,能减少过度思虑对于脾胃的伤害,也就是防"思伤脾"。甘甜的它们,还能缓和灵芝所带来的苦味,让这道汤水更为美味。

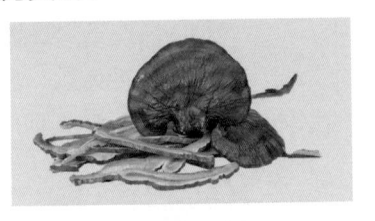

图 2-88　灵芝

而灵芝也是这道汤里的重头戏,它本就有安神的功效,同时又能补益心气,对于稳定情绪、改善睡眠有很好的作用,特别适合气血虚又劳心伤神的人。再加上其他的食材,这碗甘而微苦的鸡汤,定能满足考生补养身体的需求。

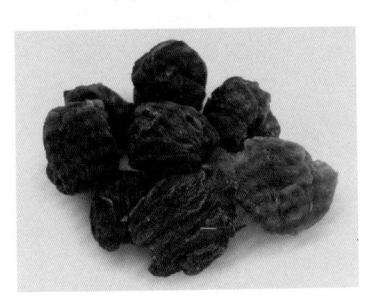

图 2-89　桂圆干

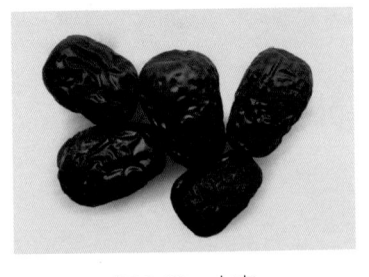

图 2-90　大枣